A SAÚDE
DOS
PLANOS
DE
SAÚDE

DRAUZIO VARELLA
MAURICIO CESCHIN

A SAÚDE DOS PLANOS DE SAÚDE

OS DESAFIOS DA ASSISTÊNCIA PRIVADA NO BRASIL

paralela

Copyright © 2014 by Drauzio Varella e Mauricio Ceschin
Todos os direitos reservados, inclusive o de reprodução total ou parcial, em qualquer meio.

A Editora Paralela é uma divisão da Editora Schwarcz S.A.

Grafia atualizada segundo o Acordo Ortográfico da Língua Portuguesa de 1990, que entrou em vigor no Brasil em 2009.

CAPA Rodrigo Maroja

PROJETO EDITORIAL Tonico Galvão

EDIÇÃO César Nogueira

PESQUISA Jeanne Pilli

PREPARAÇÃO Bruno Fiúza

REVISÃO Mariana Zanini e Viviane Mendes

Dados Internacionais de Catalogação na Publicação (CIP)
(Câmara Brasileira do Livro, SP, Brasil)

Varella, Drauzio
　　A saúde dos planos de saúde: os desafios da assistência privada no Brasil / Drauzio Varella e Mauricio Ceschin. — 1ª ed. — São Paulo : Paralela, 2014.

　　ISBN 978-85-65530-77-4

　　1. Planos de saúde 2. Planos de saúde – Brasil 3. Saúde – Regulamentação – Brasil 4. Seguros de saúde – Brasil 5. Serviços de saúde I. Ceschin, Mauricio. II. Título.

14-10676　　　　　　　　　　　　CDD-362.1042502681

Índice para catálogo sistemático:
1. Brasil : Planos de saúde : Regulamentação : Bem-estar social　362.1042502681

1ª *reimpressão*

[2015]
Todos os direitos desta edição reservados à
EDITORA SCHWARCZ S.A.
Rua Bandeira Paulista, 702, cj. 32
04532-002 — São Paulo — SP
Telefone (11) 3707-3500
Fax (11) 3707-3501
www.editoraparalela.com.br
atendimentoaoleitor@editoraparalela.com.br

Sumário

PREFÁCIO 7

SAÚDE SUPLEMENTAR: AS DEMANDAS AUMENTARAM
Expansão da assistência e expectativas do consumidor 12
Suplementar não é substituir 20
Medicina de ponta e alta complexidade 23
O poder do consumidor 30

O MÉDICO, O PACIENTE E O PLANO
Consultas-relâmpago 38
Coparticipação e responsabilidade 41

CONTROLE DE CUSTOS E DE RESULTADOS CLÍNICOS
Desempenho profissional e remuneração 46
As contas abertas da assistência 52
Investimento imediato, ganho diferido 58

O IDEAL DA PREVENÇÃO
A ameaça da obesidade 68
Educação e saúde pública 71
Acordo sobre o modelo 74

PRAZO DE ATENDIMENTO COMO MEDIDA DE SUFICIÊNCIA
Leitos compartilhados 78

Complementaridade entre público e privado 84
Ressarcimento e cartão único da saúde 87
Coberturas obrigatórias e exceções 92

MÉDICO HUMANISTA E MEDICINA ARMADA
O médico de família 98

TECNOLOGIA DA INFORMAÇÃO A SERVIÇO DO PACIENTE
Cartão único e *big data* 104
Prontuário eletrônico e privacidade 108
O saber e a prática médica 111

INTERNET E INFORMAÇÃO MÉDICA
Chá de beringela 116
Médicos de menos 118

PACTO INTERGERACIONAL E FINANCIAMENTO DA ASSISTÊNCIA
Mutualismo e reajustes de preço 122
Capitalização como alternativa 130
Reajustes individuais e coletivos 134
Custos e gestão da assistência 139
Contas abertas e fechadas 143
Hospitais e capital estrangeiro 148
Crise do modelo e pacto 150

Prefácio

O serviço de assistência à saúde está, há muitos anos, entre os problemas mais citados do Brasil. Figura com frequência nas listas dos "vilões da sociedade" de organizações de defesa do consumidor e é alvo constante de críticas dos cidadãos, sejam eles usuários dos serviços públicos ou privados. Entretanto, é interessante notar que, para a maioria das pessoas, essa percepção deixa de ser ruim depois que um atendimento é feito, inclusive entre os pacientes do Sistema Único de Saúde (SUS). Após a experiência real, a sensação que fica para o usuário é a de que lhe foi prestado um bom serviço.

Como entender esse paradoxo? A questão começa pela dificuldade de acesso — mais ainda no SUS. Vencida essa etapa, parece que as coisas se acomodam. Sim, sempre sobram questões relativas às filas internas, que não são poucas. E também aquelas relacionadas ao uso dos serviços, ao custo e a quem pagará a conta.

Este livro é um diálogo entre dois conhecedores de distintos ramos da medicina. Um — Drauzio Varella — é médico com grande experiência clínica e uma fantástica incursão no campo da comunicação de massa através da televisão e outras mídias eletrônicas. Outro — Mauricio Ceschin —, médico também, tem uma carreira muito bem-sucedida no campo da gestão da assistência à saúde, desenvolvida inicialmente na iniciativa privada e coroada em seguida com sua participação na gestão pública.

O diálogo franco foi o meio escolhido pelos autores para enfrentar o paradoxo acima descrito e contribuir, com o conhecimento e a experiência de cada um, para o aprofundamento desse debate na sociedade. Por que todos nós nos sentimos tão mal em relação aos nossos serviços de saúde? Por que gastamos tanto e sentimos que o resultado está longe de ser suficiente? Ao mesmo tempo, constatamos que houve muitos avanços, que a mortalidade infantil está em queda e deve se aproximar de um dígito nos próximos anos, que temos um programa de imunizações muito exitoso, que temos o programa da aids que o mundo quer copiar, que em número de transplantes somos o segundo país do mundo, que nenhuma nação com mais de 100 milhões de habitantes possui um programa de atenção universal como o nosso.

Além de todos esses sucessos, o setor privado de atenção à saúde no Brasil tem conseguido apresentar, progressivamente, excelentes resultados em termos de qualidade, como pode ser verificado pelo número crescente de instituições acreditadas por certificadores renomados, tanto nacionais como internacionais.

Dialogando, os dois autores apresentam suas próprias incertezas, crivam suas certezas e buscam oferecer algumas saídas. E fazem tudo isso usando de uma linguagem acessível, para que todos os que tenham a sorte de se debruçar sobre esta leitura o façam certos de que ela os levará a compreender alguns enigmas e a pensar nas soluções possíveis para os problemas da saúde no Brasil.

Este é o desafio da contemporaneidade: o mundo é dos que detêm o saber; para melhorá-lo, temos de construir uma sociedade onde mais pessoas possam alcançar esse saber e, ao fazê-lo, desejem encontrar soluções.

É propósito dos autores, com este diálogo, disseminar dúvidas, para que mais pessoas pensem sobre como resolver os problemas colocados. E, também, difundir propostas e soluções que já existem e deveriam estar em processo de implementação — mas não estão.

Sobretudo, este é um diálogo inteligente e otimista, sem ser ingênuo. A inteligência, somada à vivência dos autores, desperta em nós essa vontade de participar da construção de soluções para os problemas da saúde, que dizem respeito a todos nós.

As respostas para os problemas, em particular no campo da saúde, não são simples, principalmente em um país como o Brasil, que ainda está projetando o caminho para sair do atraso e da exclusão social. Mas, se não formos capazes de entender essa complexidade (ainda que parcialmente) e pensar em saídas novas, disruptivas, não seremos capazes de construir um futuro melhor. Venham dialogar com o Drauzio e o Mauricio e mãos à obra!

Gonzalo Vecina Neto
Superintendente Corporativo do Hospital Sírio-Libanês
Professor Assistente da Faculdade de Saúde Pública
da Universidade de São Paulo

SAÚDE SUPLEMENTAR: AS DEMANDAS AUMENTARAM

Expansão da assistência e expectativas do consumidor

Drauzio Varella: Os planos de saúde médico-hospitalares privados vêm ocupando espaço cada vez maior na assistência médica brasileira. Temos 51 milhões de brasileiros atendidos por esses planos, que formam a chamada saúde suplementar, enquanto 150 milhões de pessoas dependem do sistema público, o SUS. Quando analisamos os números, constatamos que, para estes 150 milhões, o governo federal gasta, em assistência médica, cerca de 103 bilhões de reais ao ano;[1] e, para atender aos outros 51 milhões, a saúde suplementar gasta ao redor de 90,5 bilhões.[2] Esses números, por si sós, mostram a distorção existente. São tantas as contradições que a assistência médica no Brasil virou um emaranhado. As pessoas têm dificuldade em entender o que está acontecendo e falam mal. Quem depende do serviço público não se conforma com as dificuldades que encontra e sonha com um plano de assistência privado, para ter um atendimento melhor. Os que contratam um plano de saúde, porém, continuam reclamando, pois acham que apesar de pagar pelo serviço não são atendidos como gostariam. A imprensa também não poupa a saúde suplementar de críticas. Eles têm razão?

---

[1] Valor das despesas assistenciais do SUS com base em estimativas do Ministério da Saúde.
[2] Valor das despesas assistenciais da saúde suplementar em 2013. Fonte: Caderno de Saúde Suplementar da ANS, março 2014.

Mauricio Ceschin: Existem motivos para críticas, mas há também muita desinformação por trás delas. Ao analisar os problemas apontados, não se deve desconsiderar que, em termos de produção, há uma entrega bastante substancial de serviços na saúde suplementar. Estamos falando de uma atividade anual da ordem de 250 milhões de consultas, quase 600 milhões de exames complementares, cerca de 110 milhões de atendimentos ambulatoriais, 50 milhões de terapias e mais de 7 milhões de internações. Além disso, a saúde suplementar foi e continua sendo fundamental para viabilizar a expansão da medicina de ponta no país e torná-la acessível a milhões de brasileiros.

Com relação às reclamações e críticas, se você pegar os números de 2013, vai ver que a Agência Nacional de Saúde Suplementar, a ANS, recebeu cerca de 100 mil reclamações relacionadas à atividade dos planos de saúde. É um número expressivo, mesmo tendo em conta que são 51 milhões de usuários e um volume descomunal de procedimentos. Importante notar também que o número de reclamações apresentou um crescimento de 32% em relação ao ano de 2012. É preciso reconhecer que há problemas importantes e o setor precisa enfrentá-los.

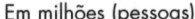

Evolução do emprego formal e da população de beneficiários de planos coletivos

Em milhões (pessoas)

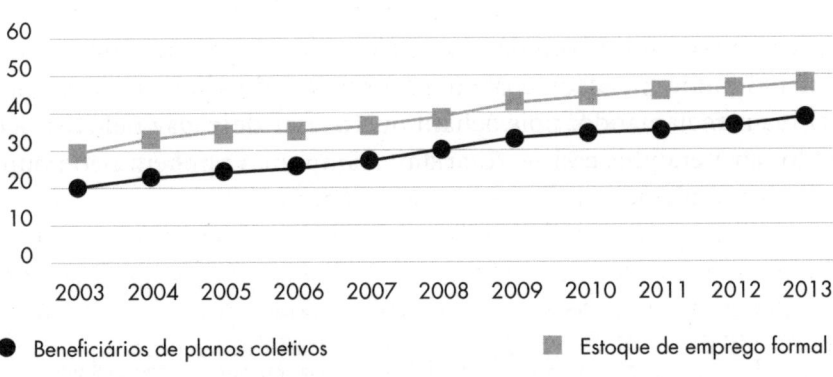

Fonte: RAIS, Ministério do Trabalho e ANS.

DV: Que pecados os planos de saúde cometem para que os usuários demonstrem tanta insatisfação?

MC: As reclamações mais frequentes estão relacionadas à negativa de atendimento ou à dificuldade do usuário em obter autorização para a realização de determinado exame ou procedimento. Quando isso acontece, o usuário acha que a burocracia restringe o seu direito de acesso ao plano, o que gera conflito, além de fazer com que ele não se sinta acolhido em um momento de fragilidade. Na última década, em decorrência da ascensão social, houve um descompasso entre o aumento da população assistida pelos planos de saúde e o crescimento das estruturas de atendimento das operadoras. A situação foi agravada pelo excesso no uso de consultas e exames, principalmente os de maior complexidade, como tomografias e ressonâncias magnéticas. O aumento da demanda gerou maior espera, filas e reclamações de mau atendimento.

Nesse mesmo tempo, os reajustes dos planos médicos subiram em patamares bem acima da inflação geral, o que também gera uma insatisfação crescente.

Entretanto, embora haja problemas dessa natureza — e, em casos extremos, seja necessária a intervenção da ANS ou da Justiça —, em geral os planos de saúde cumprem bem o papel de atender à demanda por assistência. Quando fica doente, a pessoa consegue ser atendida.

Além disso, atribuo essa animosidade em parte ao fato de que a demanda da população em relação aos serviços de saúde não é mais a mesma. Houve uma mudança no perfil demográfico e social que alterou o padrão epidemiológico da população assistida. Houve também uma transformação no plano cultural. O beneficiário espera receber novas informações sobre saúde e sobre os cuidados que deve ter para preservá-la. Ele está mais exigente e mais consciente de seus direitos.

Em suma, as expectativas do consumidor mudaram, mas a oferta de serviços não acompanhou inteiramente essa mudança. O atendimento continua sendo reativo ou muito pouco proativo. Apesar da evolução da medicina, dos avanços no tratamento e no diagnóstico, não houve progressos significativos no modelo assistencial da saúde suplementar.

"Apesar da evolução da medicina, dos avanços no tratamento e no diagnóstico, não houve progressos significativos no modelo assistencial da saúde suplementar." **MC**

DV: Explique isso um pouco melhor.

MC: Hoje as pessoas sabem o valor que há em se cuidar, adotar uma dieta equilibrada, cuidar do corpo, praticar exercícios físicos. É o senso comum. Quando você atende essas pessoas no consultório, Drauzio, percebe como se disseminou entre elas o conhecimento sobre o que faz bem, o que faz mal, os hábitos que devem ser cultivados para preservar a saúde e o que deve ser evitado. Em contraste com as novas expectativas do consumidor ou beneficiário dos planos, o que se observa na saúde em geral, e na saúde suplementar em particular, é que ainda não houve uma evolução no sentido de entregar um serviço que promova o cuidado com a saúde, previna o aparecimento de doenças e não se restrinja ao tratamento reativo, ou seja, aquele que é aplicado somente depois que a enfermidade se manifesta ou é percebida pelo paciente.

E a prestação de serviços se dá, na maioria das vezes, de forma desintegrada, sem que haja conexão entre suas diferentes fases: promoção da saúde, prevenção de doenças, tratamento, reabilitação, recondução à vida ativa e minimização de incapacidades.

DV: Sem esquecer que as pessoas estão vivendo mais.

MC: Em razão do envelhecimento da população, hoje há predominância de doenças crônico-degenerativas que requerem acompanhamento continuado. Um diabético, um cardiopata, um hipertenso e um portador de doença reumática precisam ser acompanhados a vida toda.

O setor parece não considerar essas transformações, comportando-se como se a população tivesse o mesmo perfil de quarenta anos atrás. No que diz respeito ao cuidado com a saúde, a maioria das operadoras limita-se a reagir quando é acionada.

Esse descompasso gera conflitos, que são agravados pelo modelo atual de remuneração aos prestadores de serviço, como hospitais, clínicas diagnósticas, laboratórios, médicos etc. O modelo estimula, em certa medida, o gasto exagerado com exames e procedimentos que não contribuem necessariamente para o melhor desfecho clínico. Ao mesmo tempo, faltam estímulos econômicos para quem entrega um resultado melhor ao paciente.

Por exemplo: no modelo atual de pagamento de uma internação hospitalar, na chamada "conta aberta", em que ocorre a cobrança de cada item consumido, os hospitais aumentam seus ganhos se o paciente utilizar mais materiais, medicamentos e exames, e perdem margem se, por acaso, fizerem uso mais eficaz e econômico desses recursos. Ou seja, o incentivo econômico é direcionado para o maior consumo e não para a maior eficiência.

Em resumo, em lugar de uma assistência à saúde integrada, preventiva e continuada, o setor oferece um atendimento que, como regra, é pontual, fragmentado e só entra em ação quando é demandado.

Procura-se compensar a falta de atenção e cuidado continuado com a abertura da porteira para a realização indiscriminada de exames e procedimentos que, infelizmente, muitas vezes dão ao paciente uma falsa sensação de segurança, mas não beneficiam seu tratamento. Alguns se sentem bem atendidos dessa forma, mas, para uma parcela crescente, a frustração com a falta de acompanhamento permanece.

O certo é que, no fim de tudo, a conta do uso abusivo de insumos e tecnologia virá para os consumidores, embutida nos reajustes do plano de saúde, acentuando os conflitos e as críticas.

DV: Se olharmos a infraestrutura do setor, vemos que a saúde suplementar conta com cerca de 3 mil hospitais, 30 mil clínicas, 160 mil leitos, mais de 2500 tomógrafos, 1360 aparelhos de ressonância magnética e mais de 22 mil de ultrassom.[3] Dispondo desse aparato, que é respeitável, o setor poderia oferecer uma assistência médica melhor?

---

[3] Sobre a infraestrutura da Saúde Suplementar, ver CNES, abril 2014.

MC: Não há dúvida de que sim, mas para que isso ocorra a saúde suplementar tem de entrar numa seara ainda pouco explorada. O setor proporciona acesso a tecnologias de vanguarda e oferece serviços de ponta, mas padece pela falta de organização e gestão da assistência prestada.

> "O setor proporciona acesso a tecnologias de vanguarda e oferece serviços de ponta, mas padece pela falta de organização e gestão da assistência prestada." **MC**

Quando se comparam os números da saúde suplementar no Brasil com dados de outros países, percebe-se que as taxas de utilização de procedimentos médicos e exames como ressonância magnética e outros de alta complexidade estão bem elevadas, o que sugere que estamos solicitando exames e procedimentos além do que seria necessário.

Taxa de utilização de equipamentos de ressonância no Brasil e países selecionados

PAÍS	Ressonância magnética Taxa/1.000
Brasil SUS	3,4
Brasil Saúde Suplementar	68,3
Austrália	23,0
Canadá	47,6
Chile	7,4
Estados Unidos	97,7
Média OCDE*	46,3

*Organização para a Cooperação e Desenvolvimento Econômico
Fonte: Mapa Assistencial ANS abril 2013.

Há outros indícios que vêm reforçar essa impressão. Por exemplo, recentemente, uma equipe do Hospital Israelita Albert Einstein analisou os casos de 467 pacientes encaminhados ao hospital com indicação cirúrgica de coluna, e somente 180 dessas indicações foram confirmadas. Ou seja, mais de 60% delas não eram necessárias. Outro indício de que há exageros é o fato de que, em grandes laboratórios, o percentual de exames com resultados negativos ou normais é muito elevado. Sem contar que chega a 30% o percentual de resultados de exames que nem sequer são retirados pelos pacientes.

Esses são alguns aspectos que devem ser objeto da gestão da assistência. Mas há outras providências que também podem ser tomadas para aumentar a produtividade e a capacidade de atendimento do setor, ao mesmo tempo que se melhora o serviço prestado ao consumidor.

Pode-se, por exemplo, organizar o setor a partir da estratificação do perfil de risco populacional, como no modelo proposto pelo professor Rafael Bengoa[4] para o País Basco, na Espanha. A população sem patologia crônica recebe orientações para a promoção da saúde e a prevenção de doenças, o que pode ser feito de acordo com o perfil de hábitos, antecedentes e faixa etária. Os portadores de patologias crônicas recebem orientações e acompanhamento, presencial e remoto, além de educação continuada para a autogestão da doença. Já os portadores de múltiplas patologias são alvo de gestão continuada das doenças ou do caso como um todo, em função de sua necessidade ou complexidade.

Além disso, eu destacaria o uso de tecnologia na organização das informações de saúde da população, o aperfeiçoamento na relação com os médicos e a integração das informações da saúde suplementar com as da medicina ocupacional.

---

[4] Rafael Bengoa, doutor em medicina pela Universidade do País Basco, é especialista em gestão de sistemas de saúde e saúde comunitária. É coautor de diversos documentos de política social e gestão sanitária apresentados ao parlamento espanhol, dentre os quais se destaca o "Informe Abril", que assentou as bases para a reforma do sistema sanitário na Espanha. Em 2009, foi nomeado Consejero de Sanidad y Consumo del Gobierno Vasco e dirigiu a implantação de um modelo de saúde mais proativo, centrado nas necessidades dos pacientes crônicos. Durante quinze anos esteve à frente do Departamento de Sistemas de Saúde da Organização Mundial da Saúde. É Senior Fellow da Universidade de Harvard e diretor da área de saúde da Deusto Business School.

Quanto à questão da capacidade da infraestrutura, podemos dizer que se hoje ela está sobrecarregada, a solução não passa apenas por ampliá-la fisicamente, mas também por racionalizar as práticas adotadas na assistência.

DV: O problema então seria menos a falta de estrutura do que a falta de foco, de uma política...

MC: Uma política de gestão assistencial. Outra medida típica de gestão seria a adoção de diretrizes ou protocolos clínicos. Esses protocolos, estabelecidos na prática clínica e publicados por sociedades das mais diversas especialidades médicas, podem ser adotados como balizadores de tratamento dos pacientes, para que não haja utilização injustificada de recursos e para que eles não sejam expostos a riscos desnecessários.

Fala-se pouco dos riscos envolvidos no uso da tecnologia em nosso sistema de saúde. Segundo um estudo publicado na revista *The New England Journal of Medicine*,[5] o uso abusivo de escaneamentos por tomografia computadorizada pode aumentar o risco de desenvolvimento de câncer tanto em adultos quanto em crianças e resulta em uma dose de radiação comparável à que receberam os sobreviventes da bomba de Hiroshima. Infelizmente, há uma ideia mais ou menos generalizada de que quanto mais se emprega tecnologia, melhor. Nem sempre é assim.

DV: Às vezes é pior.

MC: Sim, às vezes é pior. Então, precisamos estabelecer critérios de utilização que sejam mais condizentes com a boa prática médica. Precisamos colocar estímulos econômicos nos lugares certos, para que o setor não gere exames, procedimentos e consultas desnecessários. Além de não trazer benefício ao tratamento do paciente, esse enorme desperdício onera os consumidores, porque todo custo é repassado para os reajustes de mensalidade dos planos.

---

[5] Brenner D. L. e Hall E. J. *The New England Journal of Medicine*, 2007; 357:2277-84.

Suplementar não é substituir

DV: O Brasil é um país de dimensões continentais, com grandes diferenças regionais. Quando se analisam as reclamações contra os planos de saúde, vemos que elas não são as mesmas, porque também a infraestrutura de saúde não é distribuída de maneira uniforme no país. Como os planos de saúde podem contribuir para garantir um acesso mais ou menos igual aos usuários de diferentes partes do território?

MC: O entendimento atual da Agência Nacional de Saúde Suplementar (ANS) é que a lei dos planos de saúde não aceita que as operadoras limitem sua atuação aos recursos médicos locais. O plano tem de oferecer a mesma cobertura, esteja ele na cidade de São Paulo ou no interior do Acre.

Já houve discussões sobre essa questão, e as operadoras de saúde sempre se posicionaram a favor da flexibilização da cobertura de acordo com os recursos médicos disponíveis em cada região. Segundo elas, essa mudança contribuiria para a expansão dos planos para o interior do país.

O reverso dessa moeda, Drauzio, é que, se a cobertura dos planos fosse limitada pelos recursos locais existentes, haveria planos de uma categoria ou cobertura em grandes centros e planos de outras categorias no interior.

A ANS entendeu, até o momento, que esse cenário com múltiplas opções dificultaria a sua ação fiscalizatória e de proteção do interesse público, além de trazer o risco de aumentar a chamada "judicialização" da saúde, porque o consumidor se frustraria com planos mais restritivos e recorreria à Justiça.

O fato é que existe uma dificuldade, por parte do consumidor, de entender o papel da saúde suplementar que é, conceitualmente, o de suplementar o que já existe, que é o SUS. O consumidor do plano de saúde entende que a saúde suplementar substitui o SUS, que ela é substitutiva, e não suplementar.

> "O consumidor do plano de saúde entende que a saúde suplementar substitui o SUS, que ela é substitutiva, e não suplementar." MC

DV: A pessoa não quer mais depender do SUS...

MC: Exatamente. Quem contrata um plano de saúde busca um substituto para o serviço prestado pelo SUS, o que não ocorre, porque certas atribuições continuam sendo exclusivas do sistema público, como os programas de vacinação e alguns tipos de transplante. Mas os planos têm de garantir a cobertura mínima estabelecida por lei. Então, cabe à operadora definir se vai ou não comercializar um plano em determinada localidade. Caso decida comercializá-lo, e os recursos locais não sejam suficientes, ela assume a responsabilidade por garantir ao beneficiário o atendimento no local mais próximo, assumindo as despesas de transporte do paciente.

DV: Mas isso, no mundo real, não fica claro de jeito nenhum, não é?

MC: Já funciona assim. Com a edição da Resolução Normativa 259[6] pela ANS, de 2011, a regra ficou claríssima para as operadoras e foi

---

[6] A Resolução Normativa (RN) nº 259, da ANS, publicada em 17 de junho de 2011, dispõe sobre a garantia de atendimento dos beneficiários de planos privados de assistência à saúde e altera a Instrução Normativa (IN) no 23, de 1º de dezembro de 2009, da Diretoria de Normas e Habilitação dos Produtos (DIPRO). Entrou em vigor em 19 de dezembro do mesmo ano.

amplamente divulgada à população. Mas concordo que essa informação tem de ser repetida o tempo todo.

A resolução ratificou que a cobertura contratual mínima no país é única. Claro que, sempre que quiser, qualquer operadora de saúde pode propor coberturas adicionais. Mas ninguém pode oferecer menos do que a cobertura mínima. Isso vale em todo o território nacional.

Medicina de ponta e alta complexidade

DV: Em quais aspectos a saúde suplementar teve grande impacto na saúde brasileira?

MC: A saúde suplementar tem o mérito inegável — especificamente as operadoras de saúde — de ter possibilitado, no Brasil, o acesso à medicina mais moderna que existe. Em termos de tecnologia, não ficamos devendo nada para nenhum país do mundo. Propiciar o acesso da população a esses recursos é um mérito da saúde suplementar, embora haja ilhas de excelência também no setor público.

É importante reconhecer o papel da saúde suplementar nesse aspecto, até para desmistificar uma questão muito em voga: que os planos encaminham os casos de alta complexidade para o SUS, enquanto resolvem apenas os de baixa complexidade. Essa visão não corresponde à realidade. Basta ver as informações disponíveis. Dentre os casos mais frequentes de utilização do SUS por beneficiários de planos de saúde estão os partos.

DV: É possível existir complementaridade entre o SUS e a saúde suplementar?

MC: Penso que sim. Há várias áreas nas quais o trabalho do setor público sobressai. O tratamento da aids, no qual somos referência mundial; o Programa de Medicamentos Excepcionais, que fornece gratuitamente remédios de uso contínuo para tratamentos de algu-

Internações e custos do SUS com beneficiários de planos

Número de internações de beneficiários da saúde suplementar no SUS

Especialidade	Beneficiários	Total SUS	% do total
Cirurgia	120 805	3 461 598	3,5%
Obstetrícia	60 530	2 094 901	2,9%
Clínica médica	84 687	3 955 705	2,1%
Pacientes sob cuidados prolongados	861	20 212	4,3%
Psiquiatria	8 379	216 289	3,9%
Tisiologia	160	8 622	1,9%
Pediatria	33 457	1 282 869	2,6%
Reabilitação	3 092	17 986	17,2%
Psiquiatria em hospital-dia	4 035	20 802	19,4%
Outros	3 540	13 605	26,0%
TOTAL	**319 546**	**11 092 589**	**2,9%**

Valor das internações de beneficiários da saúde suplementar no SUS (R$)

Especialidade	Beneficiários	Total SUS	% do total
Cirurgia	290 321 186	5 361 218 812,64	5,4%
Obstetrícia	36 674 555	1 236 074 815,49	3,0%
Clínica médica	84 913 022	2 997 786 884,17	2,8%
Pacientes sob cuidados prolongados	1 158 532	179 686 438,83	0,6%
Psiquiatria	5 997 879	483 339 834,70	1,2%
Tisiologia	206 979	24 252 582,41	0,9%
Pediatria	26 270 661	1 318 252 016,23	2,0%
Reabilitação	1 590 434	11 265 442,58	14,1%
Psiquiatria em hospital-dia	1 485 537	15 125 320,48	9,8%
Não informado	2 270 633	5 602 043	40,5%
TOTAL	**450 889 417**	**11 632 604 190,03**	**3,9%**

Fonte: Datasus/ANS TabNet (Ano Base 2012); consultado setembro 2014.

mas doenças crônicas; as campanhas de imunização e outros. Mas vejo duas em que a complementaridade poderia ser implementada quase de imediato. A primeira: na maioria das grandes cidades brasileiras, quem atende emergências, na rua ou fora do ambiente hospitalar, é o setor público, o Serviço de Atendimento Móvel de Urgência, o Samu, e o faz muito bem.

DV: E quase sempre leva o acidentado para um hospital público.

MC: Exato. Depois que o paciente é estabilizado é que perguntam se ele tem um plano e, então, o transportam a um hospital privado conveniado. Em decorrência disso, os dois setores, público e privado, são onerados pelo mesmo atendimento — que poderia ser mais bem organizado para atender aos dois, sem duplicar os custos.

Na outra ponta, temos um dos maiores sistemas públicos de transplantes do mundo. Com uma fila única. Não importa se o indivíduo tem plano de saúde ou não. É uma fila só. A questão que se coloca é: por que o sistema público e o setor privado não se juntam para organizar melhor e ampliar o atendimento, cada um contribuindo com sua parte?

Esses dois exemplos de complementaridades possíveis não são muito difíceis de realizar.

DV: Vamos imaginar que tivéssemos um ditador no Brasil e ele dissesse: "Acabou a saúde suplementar!". O que aconteceria com esses 51 milhões de beneficiários dos convênios caindo nas costas do SUS?

"Muitos criticam o sistema público de saúde, mas esquecem que somos o único país do mundo com mais de 100 milhões de habitantes que teve a coragem de, constitucionalmente, criar um sistema público universal de saúde." **MC**

MC: Seria uma situação muito difícil, porque o SUS já tem dificuldade para dar conta da população que depende dele com a infraestrutura atual, e teria que incrementar esse atendimento para absorver o que a saúde suplementar faz. Embora alguns defendam essa ideia, essa solução não faz sentido.

Levando-se em conta que haverá aumento da demanda por assistência à saúde em razão da maior longevidade e do aumento da população idosa, um dos grandes desafios colocados, não só para o Brasil, mas para todas as sociedades organizadas, será o de gerar recursos suficientes para dar acesso à saúde de qualidade a toda a população. Repito: esse não é um desafio do setor público ou privado, esse é e será um dos grandes desafios de toda a humanidade.

A solução para um desafio dessa magnitude exige o uso de todos os recursos existentes, sejam públicos ou privados. E mesmo que consigamos destinar mais recursos para a saúde, eles continuarão a ser limitados ou insuficientes. Nós sempre teremos que fazer mais com o que temos, ou seja, teremos que ser mais eficientes.

Muitos criticam o sistema público de saúde, mas esquecem que somos o único país do mundo com mais de 100 milhões de habitantes que teve a coragem de, constitucionalmente, criar um sistema público universal de saúde. Imagine como seria se não houvesse o SUS? Quando falamos, com inveja, dos investimentos de China e Índia em infraestrutura, esquecemos que lá não há nem SUS, nem previdência pública.

DV: Nós somos testemunhas de enormes avanços no sistema público. Por exemplo, da redução espantosa da taxa de mortalidade infantil.

MC: Quando nos formamos, na década de 1970, ela era de mais de cem por mil nascidos vivos;[7] hoje estamos falando de catorze por mil nascidos vivos! Olha a questão da imunização, o que aconteceu com a aplicação em massa de vacinas. Olha o tratamento da aids. Houve enormes avanços, as pessoas nunca tiveram tanto acesso ao sistema público de saúde como têm hoje. O país enfrentou dificuldades imensas e há ainda uma grande dívida social a ser resgatada,

---

[7] Taxa de mortalidade infantil em 1975. Fonte: IBGE.

inclusive no que diz respeito ao atendimento à saúde das populações mais carentes. Mas, de qualquer forma, não podemos nos esquecer das conquistas.

DV: Inclusive as contribuições da saúde suplementar.

MC: Não podemos ignorar o que a saúde suplementar faz e o que pode ainda fazer, apesar de todas as críticas. Insisto: a solução não é única. Não dá para abdicar do setor privado, muito menos do sistema público. O que cabe, sim, é organizá-los. E melhorar muito a eficiência dos dois.

DV: Um aspecto muito positivo na saúde suplementar é o de permitir tratamentos que seriam privilégio de pouquíssimas pessoas. Por exemplo: a oncologia, no Brasil, estaria atrasada décadas, não fosse a saúde suplementar. As drogas são caras, os procedimentos cirúrgicos também. Muitos só têm acesso a esses recursos graças aos planos de saúde. Há um lado muito positivo. Vejo doentes que falam: "Eu tenho convênio com o serviço tal. Não posso me queixar. Em tudo de que precisei, fui atendido. Tudo o que eu tive de fazer, o convênio pagou, não houve nenhum problema". Acontece com muita frequência.

Por outro lado, há um aspecto na relação entre saúde suplementar e SUS que precisa ser mais bem explicado. Por exemplo: se eu passar mal agora, posso ir para um hospital público, como o Hospital das Clínicas, em São Paulo, e vou ser atendido, embora eu tenha um convênio e possa atravessar a rua e ir para o Hospital Sírio-Libanês, na mesma cidade. Nesse caso, então, se eu for para o Sírio, a operadora vai pagar por esse atendimento. Mas, se eu for para o Hospital das Clínicas, quem paga?

"Um aspecto muito positivo na saúde suplementar é o de permitir tratamentos que seriam privilégio de pouquíssimas pessoas." **DV**

MC: Essa é a questão do ressarcimento ao SUS. Na realidade, em todo procedimento que seja coberto pelo plano e tenha sido feito pelo SUS, a operadora tem de ressarcir o Estado. A lei é clara. Mas o ressarcimento é um processo complexo. Exige identificar esse paciente, cruzar sua identificação no SUS com a do plano de saúde e mandar a conta para a operadora, que, por sua vez, vai analisar se ele tinha direito àquela cobertura, naquela época, dentro daquela abrangência geográfica. É um processo ainda lento que, apesar dos avanços ocorridos nos últimos anos, precisa continuar sendo aprimorado.

DV: Num país com tantas desigualdades como o nosso, é injusto que uma pessoa cuja condição de vida é muito superior à da população de um modo geral vá se tratar pelo SUS na hora em que fica doente. É justo que essa pessoa privilegiada, que vive às vezes em condição de grande luxo, não se responsabilize pelo seu próprio tratamento médico e o tratamento da sua família?

MC: No Chile, por exemplo, há dois sistemas de saúde, o público e o privado, e o cidadão opta por se vincular a um deles.

Aqui, não. O cidadão que decide bancar ou participar de um plano de saúde não perde o direito constitucional de ser atendido pelo SUS, nem deixa de custeá-lo através do pagamento de impostos.

Há quem considere injusto pagar pelo plano de saúde e continuar financiando o sistema público, porque acredita que não irá mais utilizá-lo. Essas pessoas esquecem que os planos pagos por elas não oferecem a cobertura universal do SUS e que podem ter de recorrer ao sistema público em determinadas circunstâncias. Por exemplo, no caso dos atendimentos fora da área geográfica de cobertura do plano que contrataram, pois nem todos os planos de saúde têm cobertura nacional: muitos são planos regionais ou cuja abrangência de cobertura está restrita a um grupo de municípios.

O curioso, quando se olha para a história dos planos de saúde, é que, em seu início, eles se instalaram no país para prestar atendimento médico ao trabalhador. Não foi para atender os ricos, como imaginam alguns. Foi um processo que acompanhou a industrialização do país, e a primeira empresa de medicina de grupo veio para atender os empregados...

DV: Da indústria automobilística.

MC: Sim, em meados da década de 1950 surgiram as primeiras medicinas de grupo. Já havia algumas autogestões. Em 1967 foi criada a primeira cooperativa médica, na cidade de Santos. Na década de 1980 entraram as seguradoras de saúde. Esse grupo heterogêneo de empresas — medicinas de grupo, cooperativas médicas, seguradoras, autogestões e mais os planos de saúde vinculados a instituições filantrópicas — forma o que se chama genericamente de operadoras de saúde.

Até por volta de 1975, as despesas médicas das empresas com seus empregados e dependentes eram deduzidas da contribuição social que elas tinham de fazer. O governo incentivava os planos de saúde como forma auxiliar de financiamento para uma questão que ele, sozinho, tinha dificuldade em atender, principalmente diante do processo de urbanização acelerada da época.

O poder do consumidor

DV: O que observo é o seguinte: nesses planos de saúde que funcionam em municípios menores, se o doente precisar de hemograma, raio X de tórax etc., consegue fazer esses exames com facilidade. No entanto, quando um doente necessita de autorização para ser atendido num centro maior, é uma briga grande, porque os planos pedem tempo para análise. A frase "estou aguardando autorização do plano" é muito comum. A impressão é que se trata de um jogo para evitar que a pessoa faça uso de serviços em outras localidades. Tem como coibir essa prática?

MC: O que se observa em relação a essa questão é que há grande heterogeneidade de práticas e de operadoras de saúde no mercado e, por isso, há a necessidade de ação da ANS em defesa do interesse público, estabelecendo regras que protejam todos os beneficiários de planos. Essa é uma das razões pelas quais foi editada a Resolução Normativa 259, que estabelece prazos máximos para a realização dos procedimentos solicitados.

Os prazos foram estabelecidos a partir das informações fornecidas pelo próprio setor: a ANS enviou um questionário para mais de mil operadoras médico-hospitalares solicitando que informassem qual o tempo necessário para realizar consultas, exames, internações e outros procedimentos. Cerca de oitocentas responderam. A partir dessas indicações — repito, fornecidas por elas próprias —, a ANS definiu os prazos da normativa como os limites máximos, razoáveis, para o atendimento.

A partir de então, a ANS passou a classificar o risco assistencial das operadoras com base nas reclamações dos beneficiários e a aplicar sanções por descumprimento de prazos.

As avaliações são divulgadas trimestralmente. Só para você ter uma ideia, no primeiro trimestre avaliado, de janeiro a março de 2012, foram computadas quase 3 mil reclamações. Na avaliação do trimestre de outubro a dezembro de 2013, dois anos depois, houve mais de 17 mil. As pessoas começaram a perceber que o mecanismo funciona e passaram a registrar suas queixas.

DV: O que acontece depois que a reclamação chega à ANS?

MC: Das reclamações relacionadas a negativas de atendimento, 80% são resolvidas em até cinco dias úteis, por conta da implantação de um mecanismo eletrônico de envio de reclamações às operadoras chamado de Notifição de Investigação Preliminar, conhecido no meio por NIP, desenvolvido pela agência na época em que eu estava lá. Quando a operadora não resolve uma reclamação procedente, corre o risco de ter suspensa a comercialização do plano que está apresentando problema. Se os problemas persistirem, a agência pode instaurar um regime de direção técnica, que consiste em designar um agente público como diretor técnico da empresa para acompanhar a implementação de ações corretivas. Se ainda assim a irregularidade não for resolvida, ela pode sofrer liquidação extrajudicial. Ou seja, a empresa pode ser fechada.

"Não conheço outro segmento produtivo no país, além da saúde suplementar, em que o consumidor, por meio de reclamações, possa sistematicamente suspender a venda de produtos de uma empresa privada." **MC**

Esse poder está nas mãos do consumidor. Não conheço outro segmento produtivo no país, além da saúde suplementar, em que o consumidor, por meio de reclamações, possa sistematicamente suspender a venda de produtos de uma empresa privada. Através da continuidade das reclamações, ele agora tem o poder até de impedir que a operadora continue no mercado. É preciso que o consumidor saiba que tem esse poder e, também, que deve exercê-lo com responsabilidade.

DV: Como esse direito pode ser divulgado a fim de ser conhecido por todos os consumidores? Porque não há interesse por parte das operadoras, não é?

MC: A divulgação das reclamações e punições causa desconforto no setor, evidentemente. Mas acredito que a maior parte das operadoras é capaz de compreender que essa é também uma medida profilática, pois eleva o padrão da concorrência e o mercado — não só os beneficiários — sai ganhando. As operadoras que estão em sintonia com seus clientes deveriam até divulgar os prazos e orientar seus serviços de atendimento, para solucionar os problemas assim que detectados.

Ao tornar pública a lista de planos suspensos, ocorre uma comunicação espontânea através da imprensa e mais beneficiários tomam consciência da importância das reclamações. Tanto assim que o número de queixas aumenta. Alguns dizem: "É que os problemas se multiplicaram!". Na realidade, boa parte deles já existia. O que mudou foi a consciência de que vale a pena reclamar.

DV: Acho que essa Resolução Normativa estabelecendo prazos para as empresas prestarem os serviços solicitados foi a medida mais importante da sua gestão na ANS. Vamos lembrar quais são esses prazos. Eu quero marcar uma consulta pelo meu plano. Preciso de um médico, preciso de uma autorização. Que prazo eu tenho?

MC: Para consultas em especialidades básicas — clínica médica, cirurgia geral, pediatria, ginecologia e obstetrícia — são sete dias úteis. Demais especialidades, catorze dias úteis. Para exames simples — raio X, exames laboratoriais —, três dias úteis. Para internações eletivas e procedimentos de alta complexidade, 21 dias úteis. Urgências e emergências, atendimento imediato. Para cada tipo de procedimento e exame existe um prazo definido, que é público, está no site da ANS. Qualquer um tem acesso.

O beneficiário do plano liga para a operadora para marcar o procedimento e, se o prazo proposto for superior ao estabelecido pela norma, ele deve solicitar uma alternativa. A obrigatoriedade está em oferecer pelo menos uma alternativa. Se todo mundo quiser consulta com o dr. Drauzio Varella em uma mesma semana, não vai ser possível atender. Mas se houver outro oncologista para atender em seu lugar, a agência entende que é o suficiente.

DV: E se a operadora não atender dentro do prazo estabelecido?

MC: Ele anota o número do protocolo desse atendimento — que a operadora é obrigada a fornecer —, liga ou manda um e-mail para a ANS e registra uma reclamação. A agência manda a reclamação para a operadora, utilizando a NIP, uma ferramenta ágil de proteção ao consumidor que não penaliza indevidamente as operadoras, pois dá a elas a oportunidade de se defender. Se o problema for resolvido, muito bem. Caso contrário, a reclamação se transforma num processo administrativo que pode levar a multa ou outras punições. Além disso, a reclamação é computada na avaliação trimestral das operadoras feita pela ANS. Um número elevado de reclamações pode fazer com que o plano de saúde tenha a sua comercialização suspensa até que se resolva o problema de cumprimento dos prazos.

DV: Mas esse contato é fácil?

MC: É. Em 2013 a agência recebeu mais de 100 mil reclamações. No 9º ciclo do monitoramento, por exemplo,[8] a agência conseguiu resolver, através da NIP, 86% das queixas no prazo estabelecido: cinco dias. As 14% restantes deram origem a multas e às demais consequências. O balanço do programa até agora mostra que o mercado está aos poucos se enquadrando nos padrões de qualidade do aten-

---

[8] O 9º Ciclo de Monitoramento da Garantia de Atendimento compreendeu os dados coletados entre 19/12/2013 e 18/03/2014.

dimento definidos pela ANS: as principais operadoras tomaram providências para resolver problemas apontados pelos consumidores e assim evitar a inclusão de seus planos na lista de suspensões. Esse era um dos objetivos da normativa.

DV: Mas houve questionamentos das operadoras em relação a essa resolução normativa da ANS. Qual o tipo de discordância?

MC: É normal que haja questionamentos, e critérios sempre podem ser aprimorados e flexibilizados, mas é necessário deixar claro que a Normativa de Atendimento é uma conquista do consumidor e deve ser preservada.

Seria um contrassenso qualquer pretensão de inviabilizar a norma, porque o que ela protege é o direito adquirido pelo consumidor de ter acesso à rede e aos serviços do plano de saúde que contratou.

Reclamações e suspensões

Balanço do Monitoramento da Qualidade do Atendimento, instituído pela Resolução Normativa nº 259, da Agência Nacional de Saúde Suplementar (ANS)

Ciclo	Total de reclamações*	Operadoras que tiveram planos com a comercialização suspensa por determinação da ANS	Número de planos com a comercialização suspensa	Número de beneficiários atendidos pelos planos atingidos pela suspensão (em milhões)	% do total de beneficiários
1º	2 981	0	–	–	–
2º	4 682	37	268	3,5	7,5%
3º	10 144	38	301	3,6	7,6%
4º	13 600	29	225	1,9	4,0%
5º	13 448	0	–	–	–
6º	17 417	26	246	4,7	9,7%
7º	15 158	41	150	4,1	9,7%
8º	17 599	47	111	1,8	3,5%
9º	13 079	36	161	1,7	3,4%
10º	13 009	37	123	1,1	2,2%

*Inclui reclamações por descumprimento de prazos de atendimento ou negativas indevidas de cobertura que foram apresentadas à ANS e não foram atendidas pelas operadoras no prazo devido.
Fonte: ANS.

Prazos máximos por procedimento definidos pela Resolução Normativa 259

Procedimento	Prazo máximo
Consulta básica – pediatria, clínica médica, cirurgia geral, ginecologia e obstetrícia	7 dias úteis
Consulta nas demais especialidades médicas	14 dias úteis
Consulta/sessão com fonoaudiólogo, nutricionista, psicólogo, terapeuta ocupacional, fisioterapeuta	10 dias úteis
Consulta e procedimentos realizados em consultório/clínica com cirurgião-dentista	7 dias úteis
Serviços de diagnóstico por laboratório de análises clínicas em regime ambulatorial	3 dias úteis
Demais serviços de diagnóstico e terapia em regime ambulatorial	10 dias úteis
Procedimentos de alta complexidade	21 dias úteis
Atendimento em regime de hospital-dia	10 dias úteis
Atendimento em regime de internação eletiva	21 dias úteis
Urgência e emergência	imediato

Fonte: Resolução Normativa ANS – RN nº 259, de 17 de junho de 2011.

O MÉDICO, O PACIENTE E O PLANO

Consultas-relâmpago

MC: Drauzio, uma queixa frequente contra os médicos dos planos de saúde é que eles fazem consultas-relâmpago. Ou seja, não gastam muito tempo levantando a história do paciente, analisando sintomas, menos ainda para saber sobre seu modo de vida e seus hábitos. Muitas vezes nem sequer o examinam: aquela coisa básica de auscultar, examinar a língua, apalpar etc. Isso ainda é importante, na sua visão, para um bom diagnóstico?

DV: É fundamental. O maior motivo de queixa daqueles que vão a médicos do convênio ou do SUS também é quanto ao tempo muito curto da consulta. É comum dizerem: "O médico estava ali no computador, fui falando e ele nem olhou na minha cara". A justificativa dos médicos é de que a consulta é mal paga e eles, então, são obrigados a ganhar no volume de pacientes atendidos. Nessa situação, a posição dos médicos fica frágil, porque nenhum convênio laça o médico na rua. É o médico que aceita fazer parte do convênio. Esse é um ponto fundamental.

Os convênios erram, por sua vez, ao credenciar médicos inexperientes, sem preparo. A estratégia desses profissionais que não se sentem muito seguros é pedir exames. Além disso, a solicitação de exames encurta o tempo da consulta. O paciente diz: "Estou com uma dor abdominal". O médico fala: "Precisamos fazer um ultrassom". Entrega o pedido ao paciente e este acredita que o ultrassom vai resolver o problema. Faz o exame e volta. Mas o ultrassom não mostra nada de importante, então o médico diz: "Tem que fazer uma tomografia computadorizada". Isso gera custos com exames desnecessários e provoca inconvenientes idas e vindas do paciente ao consultório e aos laboratórios.

MC: A prática médica mais barata é aquela feita com base no conhecimento sólido do médico, que solicita apenas os exames necessários e indica o tratamento correto. Já esse círculo vicioso que você descreveu é justamente o que encarece a saúde suplementar. Na sua opinião, essa situação tem saída?

DV: É uma questão muito complicada. Deveria haver uma comunhão de interesses, porque o do médico não é encarecer o tratamento, assim como não é o interesse das operadoras, nem dos pacientes. Ao paciente interessa fazer só os exames necessários. Tinha de haver uma discussão das operadoras de saúde com os médicos para se chegar a um valor justo para os honorários. Uma conversa em que se perguntasse ao profissional: "Quanto é razoável você ganhar por consulta, considerando-se um valor que a operadora possa pagar e que permita a você trabalhar satisfeito e atender os pacientes de forma adequada?". Tem de haver esse consenso, porque, do contrário, não haverá solução. A empresa credencia médicos que aceitam receber por consulta um valor que consideram baixo; depois, esses mesmos médicos dizem que por esse preço não têm condição de pagar secretária, luz, água, telefone e outras despesas. É um erro de todas as partes: das operadoras, que remuneram mal, e dos médicos, que aceitam essa remuneração e depois alegam que têm de atender os pacientes muito depressa.

MC: No fim das contas, aquilo que se economiza na consulta é gasto com o excesso de exames. O custo final seria menor se houvesse melhor remuneração para o médico e maior parcimônia na solicitação de exames, não é?

DV: Sim. É fácil constatar essa realidade. Veja o que aconteceu com essas empresas de laboratórios clínicos, de exames de imagem. Elas se expandiram de uma forma brutal. Numa cidade como São Paulo, você vê um pequeno laboratório hoje e, quando volta uns dois anos depois ao mesmo local, é um laboratório imenso. Essa é uma realidade nacional. A mesma coisa se vê pelo interior, nas cidades maiores e até nas pequenas. É um reflexo da quantidade de exames de imagem e laboratoriais que os médicos pedem.

Aí há também outro aspecto que complica muito a situação. É o fato de que você vai me consultar, chega lá, me conta uma história, e eu peço os exames que eu quiser. Se eu cismar de saber como está o fósforo no seu organismo, nem sei para quê, eu peço — fósforo, cálcio, magnésio, o que eu quiser. Existem médicos que têm essa lista no computador. O sujeito aperta um botão, sai a relação de exames e ele vai pondo um xis na frente do que bem entender. Não lhe passa pela cabeça que aquilo custa dinheiro e alguém vai pagar. É a mesma coisa em relação aos exames de imagem.

Esse abuso na solicitação de exames ocorre porque existe a impressão de que não custam nada nem para o doente, nem para o médico. Na hora ele não pensa que vai encarecer o plano de saúde, vai aumentar a mensalidade, que alguém vai ter de pagar por aquilo.

"Esse abuso na solicitação de exames ocorre porque existe a impressão de que não custam nada nem para o doente, nem para o médico." **DV**

Coparticipação e responsabilidade

MC: Alguns planos têm a chamada coparticipação, em que o indivíduo paga uma mensalidade menor e mais um pequeno percentual do custo daquilo que utilizar. No Brasil, essa forma de pagamento não é tão disseminada quanto nos Estados Unidos, onde praticamente não existe plano sem coparticipação do usuário. O intuito é exatamente o de que haja um fator moderador. Como você vê essa questão de comprometer o paciente com uma parte dos custos?

DV: Alguns médicos pecam por excesso. Pedem muito mais exames do que o necessário. Mas, sem dúvida, o paciente tem que ter alguma responsabilidade. Pagar alguma coisa a mais, um mínimo razoável, para evitar que o plano seja uma espécie de cheque em branco. Ele diz: "Quero ir ao otorrino hoje". Vai ao otorrino, que faz uns exames, manda radiografar os seios da face, quando não pede uma tomografia. Ele faz e vê que está tudo bem. Então vai ao pneumologista, para saber por que está tossindo. Faz o que quiser. Tem uma lista de médicos e pode usar aquilo com total liberdade. Esse sistema é ruim. O sujeito podia pagar menos na prestação mensal e, na hora em que tivesse de fazer os exames, gastar um pouco. O ideal seria que os segurados tivessem de pagar uma pequena porcentagem. E o médico, ao solicitar os exames, soubesse que vai onerar o paciente, por menos que seja.

Na área de seguro de carros há o conceito de franquia, que funciona bem. Digamos que eu cometa uma barbeiragem e raspe a lateral do meu carro. Como está abaixo do valor da franquia, o seguro não paga pelo reparo. As seguradoras, com isso, conseguem oferecer seguros mais baratos, porque calculam que não vão arcar com o pagamento dessas pequenas despesas, e cuidam apenas dos sinistros mais importantes. Com isso é possível baratear o seguro total. Um mecanismo assim não poderia também ser adaptado para o setor de saúde?

MC: A lei dos planos de saúde no Brasil, em princípio, não permite que o consumidor, tendo um plano, arque com 100% de uma conta médica. A franquia, portanto, não poderia ser maior do que a despesa associada a cada evento médico — uma consulta, um exame etc. É uma regra diferente da que existe para seguros de carro. Esse é o entendimento mais corrente, mas há quem tenha uma interpretação diferente da lei, e a questão de franquias parece estar sendo revisitada e analisada pela ANS.

Voltando à questão dos exames, você acha que estabelecer diretrizes clínicas poderia ser útil para a prática médica e também para reduzir custos desnecessários?

"O usuário paga e acha caro. O médico recebe da operadora e acha pouco. As operadoras acham que a margem é muito pequena e que, se bobearem, vão quebrar. É um sistema em que há três partes envolvidas e nenhuma está satisfeita." **DV**

DV: Olha, Mauricio, talvez fosse. Mas, nesse sistema, do jeito que é hoje, acho difícil, porque quando existem diretrizes elas são gerais, não preveem casos particulares. Quando o médico, mesmo sabendo que vai contrariar o convênio, pede os exames, o convênio diz que está errado. Existe um antagonismo. O que ocorreu foi que criamos uma situação perversa na saúde suplementar. O usuário paga e acha caro. O médico recebe da operadora e acha pouco. As operadoras acham que a margem é muito pequena e que, se bobearem, vão quebrar. É um sistema em que há três partes envolvidas e nenhuma está satisfeita. Ao contrário, todos estão revoltados. Quer dizer, é um sistema que não ajuda a alegrar a vida de ninguém, não é verdade?

É difícil sair dessa situação. Eu lembro quando, em São Paulo, aumentaram demais o preço do táxi, muitos anos atrás. Nunca foi tão fácil achar um táxi vazio. Era caro, bem mais caro do que estávamos acostumados a pagar. Então o taxista fazia uma corrida, que para nós saía cara, mas reclamava: "É, mas agora eu volto vazio, e sabe lá quantas horas vou ficar sem passageiro". Quer dizer, era caro para o usuário e no fim também prejudicava o taxista. Acho que estamos numa situação semelhante.

MC: Você concorda que está na hora de rever o modelo produtivo atual?

DV: É obrigatório. Vamos analisar a situação do ponto de vista prático. Suponha que tenho uma operadora e chego à seguinte conclusão: "Realmente, se eu pagar um valor baixo por consulta para um médico, ele vai ter de atender cinco, seis pessoas por hora, e não vai atender ninguém direito. Vou ter de usar um profissional que se submeta a trabalhar nesse esquema — ou um jovem que não tem alternativa, ou um profissional mais velho, que já está desiludido com a profissão e vai fazer aquilo de qualquer jeito". Se, em lugar disso, decido contratar profissionais competentes, então posso seguir outro caminho. Primeiro, eu me pergunto: "Quanto dá para pagar, no máximo?" — afinal, deve haver um cálculo. Em seguida, eu me reúno com esses profissionais, explico como é o sistema, os recursos que eles têm, quais são as possibilidades, o que acontece quando se aumentam os custos, como isso reflete nas mensalidades e no ganho deles — lógico, porque se você puxa demais o gasto com laboratório, o cobertor fica curto. Penso que isso seria viável. O médico teria um ganho mais digno, a operadora não gastaria tanto com exames de laboratório e de imagem e o paciente seria atendido por um profissional mais competente. Todo mundo ganharia com um sistema desses.

CONTROLE DE CUSTOS E DE RESULTADOS CLÍNICOS

Desempenho profissional e remuneração

DV: Eu queria abordar essa questão dos resultados, da qualidade dos serviços médicos. Quando alguém me telefona dizendo: "Drauzio, preciso de um neurologista", eu encaminho para alguém que conheço e considero um bom profissional. Mas há vezes em que me mostram a relação dos médicos do convênio, e eu olho ali e não reconheço ninguém, então fico sem saber como ajudar. Haveria uma maneira de o usuário ter informações para ajudá-lo a escolher o profissional ou o hospital em que vai ser atendido?

MC: Existem formas de analisar a qualidade dos serviços médicos com dados objetivos, de fácil compreensão, que podem orientar melhor as escolhas, para que elas não sejam feitas apenas na base do "ouvi dizer". O ideal seria que pudéssemos discutir a qualidade técnica dos serviços com base em análises de desfechos clínicos de tratamentos e não em uma percepção vaga de qualidade.

Quando se fala de médicos, a questão da formação é muito importante. Não só a formação acadêmica e os títulos, mas também as atividades profissionais, experiências com ensino, o tempo de medicina etc. No caso dos hospitais, laboratórios e outros serviços, os indicadores existentes até o momento, infelizmente, não são tornados públicos nem são acessíveis aos pacientes ou ao cidadão em geral. Por exemplo: indicadores de infecção hospitalar, mortalidade, complicações e reinternações. São dados objetivos, de fácil compreensão, que podem orientar a busca do melhor serviço e do melhor profissional.

Imaginemos que, na hora de decidir, pudéssemos comparar o desempenho de duas equipes médicas, que dão atendimento a populações clinicamente semelhantes, para um determinado procedimento — vamos dizer, uma cirurgia de revascularização miocárdica, popularmente conhecida como ponte de safena. Pode ser analisado o número de pacientes que cada equipe operou, qual foi a taxa de infecção, a de mortalidade cirúrgica, a incidência de reinternações e complicações, e assim se avaliar a relação custo-efetividade de cada uma. Essa avaliação comparativa é possível, desde que as informações estejam disponíveis.

Quando eu estava na ANS, propusemos que as operadoras colocassem no manual de credenciados que entregam aos beneficiários de planos de saúde dados sobre a formação, os títulos, a atividade acadêmica e outros que pudessem qualificar um pouco melhor os profissionais. Infelizmente, não conseguimos chegar a um consenso com as entidades médicas acerca dos atributos a serem destacados. Mas continuo acreditando que esse é um bom caminho.

DV: Mas avaliar o desempenho dos profissionais não pode também gerar uma distorção? Porque, se sou um cirurgião cardíaco e me chega o caso de cirurgia de ponte de safena em uma pessoa de idade, renal crônica, com várias coronárias obstruídas, eu digo: "Não, esse caso não opero pelas condições clínicas do paciente e não é um caso com indicação de cirurgia". Outro cirurgião aceita operar ainda que seja nessas condições e corre risco maior de enfrentar complicações. Isso também não pode viciar a análise. O que se dispõe a atender o caso corre mais riscos do que aquele que se omite?

MC: Você tem toda a razão. Por isso, ao fazer análises comparativas, deve-se ter o cuidado de considerar populações com perfis semelhantes de faixa etária e grau de risco ou complicações. Existem classificações de risco que permitem fazer essa comparação. Há na literatura médica exemplos clássicos de como avaliações malfeitas podem levar a interpretações erradas. Hospitais de referência em controle de infecção hospitalar costumam registrar índices de infecção mais elevados do que os de hospitais comuns, simplesmente porque fazem verificações mais cuidadosas e encontram infecção onde os outros não encontram. Portanto, é preciso ter cuidado, mas é possível e desejável comparar indicadores.

DV: A medicina é uma profissão humanista. Não é simplesmente uma ciência que se aplica com base em evidências, e o que a gente chama de relação médico-paciente tem importância grande. Para o doente é fundamental ter um médico que compreenda seus problemas e o ajude a tomar decisões difíceis. Nós não temos nenhum indicador que avalie essa habilidade do profissional. Podemos ter um médico da maior competência técnica cujo relacionamento com o paciente é péssimo, e vice-versa. Não existiria uma forma de analisar a qualidade da atenção médica, pela ótica dos doentes?

> "Existem serviços com reputação de excelência que não divulgam seus resultados de desfecho clínico, infecção em internações, complicações etc. Fala-se pouco e divulga-se menos ainda." **MC**

MC: Alguns prestadores de serviços têm pesquisas genéricas, que não particularizam essa questão. A própria ANS realizou uma pesquisa a respeito da satisfação do beneficiário em relação aos serviços prestados pela saúde suplementar e criou indicadores. Seria conveniente particularizar não só aspectos como relacionamento e atenção, mas também a questão médica, tecnicamente falando. Em conjunto, as duas informações permitiriam perceber melhor a qualidade dessa relação.

Além de criar indicadores, é preciso assegurar a transparência na divulgação. Existem serviços com reputação de excelência que não divulgam seus resultados de desfecho clínico, infecção em internações, complicações etc. Fala-se pouco e divulga-se menos ainda. Precisamos criar a cultura de transparência, que seja compreensível para quem se utiliza do serviço, para que a pessoa possa fazer comparações. O melhor estímulo para a melhoria da qualidade é a concorrência.

Hoje, praticamente não existe essa avaliação comparativa dos prestadores de serviço médico.

A ANS divulga avaliações e indicadores das operadoras de saúde e avançou na divulgação de alguns indicadores de desfecho clínico dos prestadores em um programa chamado Qualiss, também implementado na época em que eu estava lá. Para se criar um programa semelhante para o restante da cadeia produtiva, seria preciso o envolvimento das entidades que representam hospitais, laboratórios, serviços de imagem, médicos. Seria necessário também que o Ministério da Saúde participasse — porque, hoje, esses segmentos estão fora da alçada da ANS.

DV: Que conselhos você daria a uma empresa ou indivíduo que pretendesse contratar um plano de saúde?

MC: O primeiro passo é não escolher por impulso, mas buscar informações sobre planos e operadoras, para fazer uma opção consciente. No site da ANS, por exemplo, há uma série de informações que podem ajudar o consumidor. Há um ranking, publicado anualmente, que compara as operadoras com base em aspectos econômicos, operacionais e de qualidade. Outros indicadores interessantes são: o índice de reclamações; os resultados da pesquisa de satisfação dos usuários feita pelas operadoras; a lista de planos com comercialização suspensa por não cumprimento de prazos de atendimento, que é divulgada trimestralmente. Outra fonte de informação a respeito de reclamações contra operadoras de saúde são os órgãos de defesa do consumidor.

A agência também disponibiliza um guia com a relação de planos individuais e coletivos por adesão, por faixa de preço, para aqueles que querem exercer a portabilidade, ou seja, mudar de plano. Esse guia pode ser útil para o consumidor que deseja saber as opções existentes dentro de determinada faixa.

Quem vai contratar um plano tem de considerar, além do preço e do valor do reembolso, a qualidade da rede credenciada. Importante lembrar que a espessura do livreto ou guia de orientação, ou seja, a quantidade de serviços credenciados da rede, não significa necessariamente qualidade. É fundamental também analisar a abrangência geográfica do plano, isto é, em quais regiões o consumidor terá cobertura.

Para não ser surpreendido depois, é bom se informar a respeito dos mecanismos de regulação do plano: qual a rotina para acesso aos serviços oferecidos, para quais procedimentos e exames é solicitada senha de acesso ou autorização prévia etc.

Por fim, é importantíssimo que o consumidor leia atentamente o contrato e tire todas as suas dúvidas antes de assiná-lo.

DV: As operadoras pagam o mesmo valor por uma consulta, qualquer que seja o médico; pagam, por um ultrassom transvaginal, o mesmo para todos os serviços de imagem. Isso não é um desestímulo? Se eu recebo sempre o mesmo valor pela consulta e posso atender esse doente em cinco ou dez minutos, por que vou gastar trinta? Não é uma forma de nivelar por baixo todos os profissionais?

MC: Sou totalmente favorável a remunerar melhor e dar incentivos a quem tem as melhores práticas. Aliás, a simples divulgação de uma remuneração diferenciada já seria uma forma de incentivo. É preciso inverter a lógica atual, que nivela por baixo, e alinhar incentivos com o objetivo maior, que é buscar o melhor resultado para o usuário ou paciente, com a melhor relação custo-qualidade-efetividade. Assim se criaria um círculo virtuoso em busca da melhor qualidade, do melhor resultado.

DV: A legislação permite que se diferencie a remuneração?

MC: Não há nenhum impedimento, mas há resistências, inclusive de algumas entidades médicas. O que elas alegam é que as avaliações de resultado, em geral, só levam em conta o fator custo. Concordo com a crítica. De fato, muito do que se fez de avaliação foi com foco nos custos de tratamento. Não deveria ser assim.

É claro que não se deve ignorar a questão do custo — afinal, a sociedade não tem recursos infinitos. Mas é preciso avaliar também o desfecho clínico — em outras palavras, a adequação do diagnóstico e do tratamento realizados. Há mecanismos de avaliação a serem desenvolvidos, e, mais do que isso, é importante criar essa cultura.

As contas abertas da assistência

DV: Existe alguma forma de compatibilizar essas duas variáveis: gestão da assistência médica e controle dos custos?

"Quando se fala da gestão de custos, basicamente a discussão é sobre tabelas de preços. Já quando se fala sobre gestão da assistência, o que está em jogo é o acompanhamento do paciente [...]" MC

MC: Essas duas variáveis — a gestão assistencial e a gestão de custos — não são incompatíveis, de forma nenhuma. Na verdade, o ideal é que a gestão de custos e a gestão da assistência se complementem.

Entretanto, o que se faz hoje na saúde suplementar é, sobretudo, a gestão de sinistros: as operadoras gerenciam os gastos mensais dos atendimentos realizados pela rede de prestadores. Se esse custo assistencial sobe, procuram recompor suas margens, negociando com os prestadores reajustes menores que aqueles repassados aos preços cobrados dos seus clientes.

Poucas se utilizam de programas de gestão assistencial como instrumento de contenção de custos. Custos podem ser reduzidos, por exemplo, por meio de ações de prevenção de riscos e doenças, promoção da saúde, acompanhamento de pacientes crônicos e de alta complexidade, utilização de diretrizes clínicas. Avaliar e remunerar as melhores práticas é outra medida que aumenta a eficiência e reduz desperdícios e custos.

São fundamentais, também, nesse sentido ações para orientar, informar e educar a respeito dos cuidados com a saúde. E, sobretudo, a criação de mecanismos que permitam envolver o usuário economicamente na utilização dos recursos, por meio da coparticipação.

Quando se fala da gestão de custos, basicamente a discussão é sobre tabelas de preços. Já quando se fala sobre gestão da assistência, o que está em jogo é o acompanhamento do paciente, tanto para a manutenção da sua saúde quanto para o tratamento adequado. Acredito que o modelo voltado exclusivamente para o gerenciamento de custos e que ignora a utilização de ferramentas de gestão assistencial está esgotado.

A situação se agrava porque a gestão de custos é feita em um ambiente onde o modelo de remuneração, principalmente o hospitalar, é o de conta aberta — ou seja, de pagamento por procedimento, por insumo, por material utilizado. Em consequência, os prestadores de serviços médicos são estimulados a consumir materiais e gerar procedimentos.

DV: De forma crescente, não é?

MC: Crescente e sem que esse consumo venha acompanhado da necessária análise do desfecho clínico, sem avaliar se a indicação médica dos procedimentos é ou não adequada para aquele caso e se os recursos que estão sendo utilizados são necessários. Enquanto vivemos essa distorção do modelo de remuneração da saúde suplementar, outros países já há muitos anos adotaram o modelo de remuneração por pacotes de procedimentos e por diárias globais cujos valores estão relacionados à complexidade do tratamento. Ou seja, a partir da análise de diretrizes clínicas que estatisticamente balizam, por exemplo, como uma cirurgia de vesícula deve ser realizada e qual o consumo médio de materiais comumente utilizados, pode-se chegar a um custo padrão para esse procedimento. Esse valor fixo acrescido da margem do hospital é então negociado com o plano de saúde. Esse sistema valoriza a relação custo-efetividade no tratamento e desestimula o uso abusivo de materiais e procedimentos, pois aqui o hospital passa a ganhar mais margem quanto maior for sua efetividade na conduta médica e na utilização de recursos.

Mais recentemente, países como Estados Unidos, Inglaterra e Espanha têm adotado um componente de remuneração atrelado a resultados e valor agregado ao paciente.

Aqui no Brasil, temos medicina de ponta, mas nosso modelo de remuneração é ultrapassado.

Essa mudança se torna urgente à medida que a medicina evolui. Com os avanços da biologia molecular, da engenharia genética, da nanotecnologia e da robótica e com a maior precisão do diagnóstico, há uma mudança clara, em curso, para uma medicina que vai se tornar cada vez mais personalizada, com uso de medicamentos altamente efetivos: a chamada medicina de precisão. Essa nova medicina, na qual os custos dos tratamentos se tornam cada vez mais altos, demandará também uma gestão de precisão, que combata desperdícios e otimize ao máximo os recursos disponíveis.

DV: Nos planos de saúde, nos deparamos com uma situação semelhante à dos prédios de apartamentos em relação ao uso de água. Porque, quando a pessoa mora em uma casa, paga pela água que gasta; quando mora em apartamento, a conta vai para o condomínio, não importando quem usou mais ou menos. Se eu tomo banhos de cinco minutos e você, de 45 minutos, estou pagando parte da sua conta. As pessoas não têm essa consciência, e é por essa razão que se economiza pouca água em prédios. No plano de saúde é a mesma coisa. Se você gasta muito com a sua saúde, isso significa que o preço do plano vai subir para todo mundo, inclusive para você. Não há essa consciência nem entre usuários, nem entre médicos. Na hora em que pede os exames, o médico pensa: "Bom, é o plano que está pagando..." — como se isso não acabasse se refletindo sobre o usuário.

MC: Geralmente, quando a pessoa está saudável, ela pensa no custo ou no reajuste do seu plano de saúde, mas, quando está doente ou no leito de um hospital, a primeira coisa que diz é: "Doutor, pode fazer tudo o que for necessário que meu plano cobre!". São duas facetas aparentemente contraditórias do consumidor: o consumidor beneficiário da operadora de saúde e o consumidor paciente.

DV: O que é preciso fazer para que o consumidor adquira consciência de sua responsabilidade em relação ao sistema de saúde?

MC: Precisamos de uma mudança cultural. Um filósofo e educador croata nascido em 1861 e formado na Áustria chamado Rudolf Steiner dizia que "a pedagogia cura e a medicina educa".

É por meio da educação que as pessoas vão adquirir consciência de que decisões e escolhas pessoais sobre cuidados com a saúde não impactam somente a elas próprias, mas também as pessoas que lhes são próximas e todo o sistema de saúde, financiado por milhões de outros consumidores e cidadãos. E vão se dar conta de que todos podem contribuir para que o resultado final seja melhor.

Educar o usuário ou o paciente significa transferir poder para ele. O paciente orientado quanto à forma de se cuidar tem comprovadamente maior compromisso com o tratamento. Ele tende a utilizar menos os serviços de emergência, interna-se menos e compreende melhor as orientações médicas. Tem menos necessidade, portanto, de frequentar serviços de saúde. Tem maior autonomia e custa menos para o sistema. É esse o caminho que países mais desenvolvidos e com sistemas de saúde mais organizados estão seguindo.

Quando falo da necessidade de educar, não estou falando só do usuário. Estou falando do médico e também do serviço de saúde. Se todos agirem com responsabilidade, o resultado final será melhor. É uma mudança cultural.

O modelo de pagamento que incentiva o consumo em detrimento da busca pelo melhor resultado não é condizente com a atitude responsável que se quer incentivar, além de eventualmente expor os consumidores a situações de risco.

DV: Você fala sobre essa mudança de cultura, que teria de chegar às operadoras, aos médicos e aos próprios usuários do serviço. A relação dos médicos com as operadoras é litigiosa. Os médicos se queixam de que ganham mal e que as operadoras às vezes se recusam a pagar por serviços prestados, pedem prazos para internações e complicam o exercício profissional. Existe uma forma de harmonizar essa relação?

> "À medida que o gasto com tecnologia, materiais e medicamentos aumenta, o ganho do médico é espremido, e essa compressão desemboca no conflito entre médicos e operadoras." **MC**

MC: Quando se analisa o custo assistencial — que compreende os gastos com médico, exames, procedimentos, internações, materiais, medicamentos etc. —, constata-se que a parte que corresponde aos honorários médicos tem sido comprimida pelo uso extensivo de tecnologia, exames, medicamentos e materiais, principalmente do grupo formado por órteses, próteses e materiais especiais (OPME). À medida que o gasto com tecnologia, materiais e medicamentos aumenta, o ganho do médico é espremido, e essa compressão desemboca no conflito entre médicos e operadoras.

Esse conflito terá mais chances de ser resolvido quando os dois lados — operadoras e médicos — entenderem que os recursos, que são finitos, estão sendo transferidos de maneira pouco racional para custear outros insumos.

DV: Que, muitas vezes, não trazem benefício para o paciente.

MC: Concordo. Minha sugestão é mudar a estrutura de atendimento, com todo o sistema centrado no paciente, e somente gastar com o que, de fato, vai beneficiá-lo, transferindo de volta para o médico recursos que eram desperdiçados.

Enquanto vincularmos a recomposição do ganho médico apenas ao repasse desse custo para as mensalidades dos planos, ela ficará limitada pela capacidade de pagamento dos consumidores, já bem comprometida. Creio que é mais produtivo buscar recursos onde há desperdício e negociar com as operadoras a transferência dessa economia, ou de parte dela, para o honorário médico.

Aqui também o uso de diretrizes clínicas, baseadas nas melhores evidências médicas, seria interessante, como mecanismo de proteção do paciente e do próprio médico. Quando utilizadas, não há o que discutir em relação a exames e procedimentos solicitados. E fica difícil também usar o excesso de exames como justificativa para a compressão do ganho do médico. Por meio da racionalização de recursos, portanto, é possível recompor o ganho e valorizar a atividade médica.

Ainda em relação à questão da remuneração dos médicos, não se deve desconsiderar que, apesar de todos os problemas apontados, esse ganho vem sendo recomposto nos últimos anos, embora não na velocidade que eles desejariam.

Investimento imediato, ganho diferido

DV: Vivemos na saúde uma situação completamente diferente daquela de cinquenta anos atrás, quando tínhamos grande massa da população vivendo na zona rural e sujeita a complicações por doenças infecciosas, parasitárias etc. Hoje nosso padrão é o dos países desenvolvidos: pessoas morrem principalmente de complicações cardiovasculares, câncer e outras doenças degenerativas. Os números dão uma impressão de fatalidade: 30% da população tem de morrer de ataque cardíaco? Não. Nós precisamos ter uma determinada porcentagem da população com diabetes? Não, não precisamos. O que se vê é que o número de casos de diabetes aumenta assustadoramente, não só no Brasil, e, no entanto, as operadoras não têm uma política conjunta de prevenção, para ensinar às pessoas que andar faz bem para a saúde, que não se deve fumar, que é preciso beber com moderação e fazer exercícios. Por que falta esse investimento na prevenção?

MC: Essa é uma das críticas que faço. O setor de saúde suplementar se comporta de maneira reativa, agindo apenas quando o paciente o procura para tratar de alguma doença. Se ele só intervém na hora de tratar, já está atrasado.

Com uma população que vem envelhecendo e diante da mudança do padrão epidemiológico, de doenças infectoparasitárias para crônico-degenerativas, é necessário que o sistema se encarregue do cuidado e acompanhamento continuado dos usuários, o que se convencionou chamar de "linha de cuidado".

O desejável é que as pessoas sejam acompanhadas em todas as fases da vida e que o sistema seja proativo, isto é, identifique riscos potenciais em tempo hábil para a adoção de medidas preventivas.

"Como as operadoras não perceberam até hoje as vantagens da prevenção, uma coisa que parece tão óbvia?" DV

DV: Como as operadoras não perceberam até hoje as vantagens da prevenção, uma coisa que parece tão óbvia?

MC: Em geral, elas têm a visão de que prevenir é um investimento imediato com ganho diferido. Como as operadoras não vivem uma

Mudança do perfil epidemiológico
Causas da mortalidade no Brasil, 1930 – 2009*

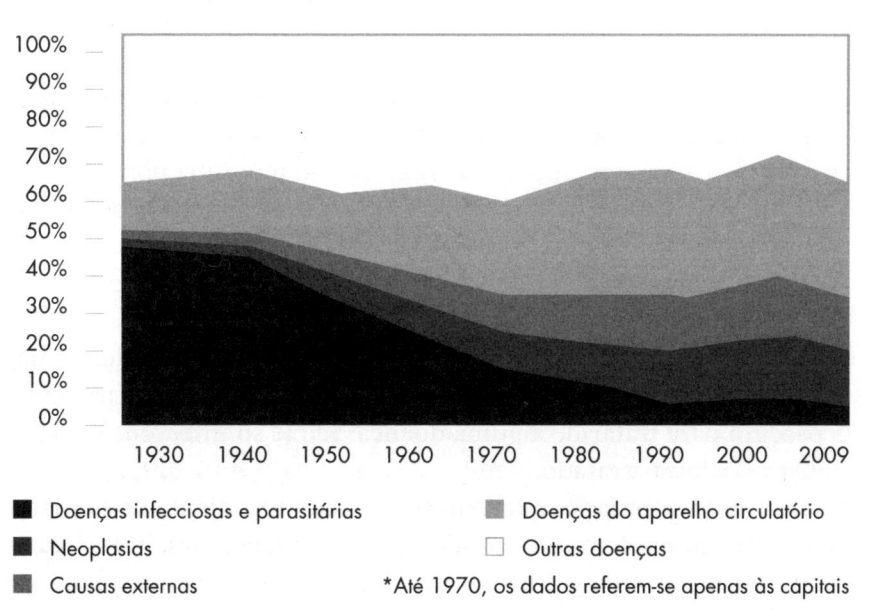

■ Doenças infecciosas e parasitárias   ■ Doenças do aparelho circulatório
■ Neoplasias   □ Outras doenças
■ Causas externas   *Até 1970, os dados referem-se apenas às capitais

Fonte: Disponível em: <http://portal.saude.gov.br/portal/arquivos/pdf/Plano_DENT.pdf>.

situação econômica favorável, há resistência à realização de novos investimentos, principalmente aqueles que só vão trazer resultados no futuro.

Para corrigir esse desvio, as operadoras deveriam adotar uma posição conjunta. Só vamos atingir bons resultados se o setor como um todo mudar sua forma de prestar assistência. Se uma operadora fizer isso, lógico, ela larga na frente e vai colher os benefícios. Algumas até começam a dar sinais de mudança. Exemplo disso é o programa de combate à obesidade infantil lançado recentemente por uma grande operadora.

Já há uma mudança de comportamento do próprio consumidor, que demanda mais serviços, exige seus direitos e percebe que precisa ter um cuidado continuado com a saúde.

Por sua parte, as operadoras devem se organizar para o acompanhamento continuado da população por elas assistida, estratificando, de acordo com o grau de risco de cada grupo, o nível de atenção e cuidado ao longo das diversas fases da vida, envolvendo promoção de saúde, prevenção de doenças, acompanhamento de patologias e casos crônicos, tratamento e reabilitação de seus usuários, pacientes ou não.

DV: A população brasileira atingiu padrões de longevidade semelhantes aos de países desenvolvidos.

MC: A população viver mais não significa necessariamente que terá melhor qualidade de vida. Quando eu estava na ANS, estudamos esse assunto e lançamos em setembro de 2011 um programa chamado "Envelhecimento Ativo", em que propúnhamos às operadoras que desenvolvessem programas de prevenção de doenças e promoção da saúde. De que maneira? Permitindo a elas que oferecessem descontos, premiassem ou dessem bônus a clientes que se inscrevessem neles.

Quando lançamos essa campanha, já havia um incentivo financeiro para as operadoras que mantivessem programas de prevenção. Ao registrar um programa, a operadora comunicava quantos e quais beneficiários haviam aderido e passava a fazer jus a uma redução na provisão de reservas que deveriam ser feitas junto à agência.

DV: Portanto, era economicamente interessante.

MC: Sim. E o que criamos, então, foi um segundo incentivo, voltado ao consumidor, permitindo a concessão de descontos, bônus e prêmios.

DV: Qual foi o resultado?

MC: Em setembro de 2011 nós tínhamos cerca de 160 mil pessoas inscritas em programas de prevenção de doenças e promoção de saúde, com acompanhamento por parte das operadoras em todo o Brasil. Um ano depois de lançada a campanha, tínhamos 1,2 milhão de pessoas inscritas. Sete vezes mais. Desse total, apenas 200 mil tinham programas ligados a bônus, premiações ou descontos.

Não canso de repetir que esse e tantos outros programas desenvolvidos durante minha passagem pela agência, assim como os normativos publicados, foram obra de um corpo técnico e de gestores muito capacitado, um grupo competente e comprometido com a coisa pública e com o qual tive o privilégio de trabalhar.

Pois bem, o que chama a atenção nessa experiência é que o grosso da população simplesmente tomou a iniciativa de se envolver nos programas, de alguma forma, sem buscar outro benefício que não o cuidado da sua saúde. O que se percebe, portanto, é que já existe uma cultura de cuidados — o que falta é incentivá-la. As operadoras precisam assumir o papel — como definido em lei — de gestoras de saúde. Não se deve generalizar porque algumas já têm programas desse tipo; é preciso criar estímulos para que todas façam o mesmo.

"Você encontra fumantes que dizem assim: 'Eu fumo, e daí? Qual é o problema? Eu estou estragando meu pulmão e o problema é meu, ninguém tem nada com isso!'. Não é bem verdade[...]" DV

DV: Há uma questão que me intriga sobre a Constituição de 1988. Ela estabeleceu que a saúde é um bem de todos e um dever do Estado. É muito bonito no papel, mas não se resolveu de onde vem o dinheiro. País nenhum no mundo com mais de 100 milhões de habitantes ousou tomar uma medida desse tipo. Nós temos 200 milhões de pessoas. Na medida em que assumo que a saúde é um bem e um dever do Estado, eu me eximo da minha responsabilidade em relação a ela. Você encontra fumantes que dizem assim: "Eu fumo, e daí? Qual é o problema? Eu estou estragando meu pulmão e o problema é meu, ninguém tem nada com isso!". Não é bem verdade, porque na hora que ele tem enfisema ou câncer de pulmão, se fica incapacitado, alguém vai cuidar dele. A família vai cuidar dele, a filha vai ter que parar de trabalhar para ficar com o pai, o Estado vai gastar dinheiro para cuidar da saúde dele por conta dessa irresponsabilidade. O que vai acontecer no futuro? Por exemplo, eu tenho setenta anos de idade e me levanto todos os dias às cinco e meia da manhã para correr; outro também tem setenta anos, pesa trinta quilos mais do que deveria, fuma, bebe exageradamente e é sedentário. Está certo eu pagar o mesmo que ele paga? Você não acha que essa discussão inevitavelmente vai ter que ser considerada?

MC: Existem algumas formas de abordar esse problema. Alguns países preferem onerar quem, por vontade própria, tem hábitos que vão exigir custo assistencial maior. Isso porque o cidadão tem hábitos prejudiciais e não há, da parte dele, nenhuma vontade de mudar esses hábitos. Alguns sistemas privados, como o americano, oneram o plano de saúde do usuário que fuma, por exemplo.

No caso do sistema brasileiro, é o contrário. A lei impede que você tenha preços diferentes para usuários de um mesmo plano, a não ser por diferenças de faixa etária. Não se pode cobrar a mais de alguém em razão de um hábito pessoal, embora nada impeça que se dê desconto para quem se cuida melhor. Há, portanto, duas formas de tratar a questão. Uma penaliza os maus hábitos; outra incentiva a atitude oposta. Eu prefiro a segunda. Incentive a boa prática, mesmo porque as pessoas muitas vezes adoecem ou têm problemas de saúde não só por conta de maus hábitos — o fator genético é importante, e os fatores familiar, ambiental e ocupacional fazem parte das razões pelas quais o indivíduo vai desenvolver determinada patologia.

Ao penalizar alguém que tem um hábito deletério, podemos estar desconsiderando o fator genético, que é tão ou mais importante para que a doença ocorra. Assim como sabemos que fumantes, obesos e sedentários têm tendência maior a desenvolver diabetes ou problemas cardíacos, também vemos fumantes e sedentários longevos sem nenhum problema mais sério de saúde.

Sou mais pelo caminho do incentivo à boa prática, à vida saudável, do que pelo da penalização daqueles que não conseguem se cuidar como os outros.

Essa mudança no comportamento dos usuários poderia contar com a participação mais ativa de outros agentes importantes que são frequentemente esquecidos...

DV: Que agentes?

MC: As empresas e mesmo as associações que contratam planos para seus empregados ou associados e dependentes. Os planos coletivos cobrem 80% dos beneficiários de planos de saúde no país.

Essas empresas e associações precisam participar e cobrar mais das operadoras e demais prestadores de serviço uma gestão assistencial que envolva promoção de saúde e prevenção de doenças. A maioria não faz essa cobrança e não se envolve com gestão de saúde. Talvez por considerar que patrocinar o benefício saúde já seja suficiente. Essa é também uma questão cultural. A meu ver, essa postura das empresas e associações minimiza o seu papel social e a contribuição que poderiam dar para o aperfeiçoamento da saúde suplementar.

DV: Explique isso melhor.

MC: A principal demanda de empresas que patrocinam planos para seus empregados e dependentes é o controle de custos e a melhoria de qualidade. E é natural que seja assim, pois esse benefício tem impacto direto no custo dos produtos ou serviços da empresa que patrocina o plano. Ou seja, afeta sua competitividade e faz parte do chamado "custo Brasil".

Se o reajuste anual proposto pela operadora é muito elevado, as soluções mais comuns são a substituição do plano por outro mais barato, da mesma operadora ou não, e o aumento na parcela do custeio que é transferida aos empregados. Não é comum a discussão envolver questões ligadas à gestão assistencial, à melhora ou não do status de saúde dos beneficiários, aos programas de educação e promoção da saúde implantados, ao resultado do acompanhamento de casos crônicos, às internações ou exames desnecessários ou de possíveis incentivos criados para melhor utilização dos recursos etc.

Eu já participei de vários eventos para discutir melhorias no acompanhamento de planos corporativos e outros benefícios na área de saúde, organizados para empresas que patrocinam planos de saúde para seus empregados no Brasil e nos Estados Unidos. Os eventos a que fui lá sempre tinham mais de mil participantes, com discussões bastante profundas a respeito de vários aspectos assistenciais, como estímulos para envolver empregador e empregado na busca de melhor qualidade de vida e na gestão da saúde. Aqui, quando se consegue encher uma sala com cinquenta pessoas, é sinal de que o evento foi um sucesso.

O envolvimento das empresas com a gestão do plano, em geral, já não é grande. Se pensarmos a saúde de um ponto de vista mais abrangente, como deve ser feito, essa participação das empresas fica aquém do que poderia ser. Exemplo disso é a completa dissociação que existe entre a assistência médica prestada por um plano de saúde e o acompanhamento feito na área de medicina ocupacional. Não há, na imensa maioria dos casos, sequer comunicação entre essas duas áreas, que poderiam se integrar e interagir em proveito do trabalhador.

Já há exemplos de grandes empresas, principalmente nos Estados Unidos, mas aqui também, que estão conseguindo ao mesmo tempo conter custos e melhorar a saúde de seus empregados e dependentes justamente por terem decidido se envolver diretamente na gestão do benefício, além de envolver também seus empregados, buscando soluções em conjunto. Os resultados são muito encorajadores.

O mesmo vale para as entidades de classe. O papel delas e das empresas na defesa dos interesses de quem representam tem de incluir a discussão de um modelo assistencial mais eficiente, que impacte de fato a saúde dos usuários do plano.

Não tenho dúvida de que a saúde suplementar melhoraria se os que a patrocinam participassem e cobrassem uma gestão assistencial mais ampla.

DV: No Brasil, 50% da população que chega aos cinquenta anos, homens e mulheres, é de hipertensos. Nós temos cerca de 8% da população brasileira com diabetes. São doenças que podem causar complicações gravíssimas: cegueira, insuficiência renal, diálise, transplante de rins, AVC, ataques cardíacos etc. O custo para tratar dessas doenças é absurdo. Existem iniciativas feitas com esses grupos na questão da prevenção? Como é que você convence alguém a tomar os seus remédios direito, controlar a pressão, não ficar hipertenso?

MC: Sem falar em obesidade.

DV: Que está na base dessa confusão toda.

MC: Não dá mais para fazer um acompanhamento aleatório desses casos. Precisamos identificar quem são essas pessoas, portadoras de risco ou da patologia, o que pode ser feito ao organizar suas informações de saúde em prontuários eletrônicos cujo acesso seja controlado pelo próprio paciente ou responsável. Uma vez identificado o paciente ou portador de risco, é preciso direcioná-lo para quem fará o seu acompanhamento.
Na outra ponta, é preciso organizar as estruturas de atendimento primário com o objetivo de um acompanhamento integrado e multidisciplinar centrado no paciente, tanto de forma presencial como com acompanhamento remoto, para orientação e educação continuadas. Assim o paciente participa na gestão de sua saúde e transforma sua própria casa na principal estrutura do sistema de saúde. É o que eu acredito que acontecerá em um futuro próximo. Nossa casa será o principal local onde acontecerão as ações e cuidados com a nossa saúde.
Paralelamente, defendo a criação de incentivos.
No Brasil, uma das principais causas de descontinuidade de tratamentos é a falta de recursos para comprar remédios. As interrupções de tratamento são uma constante, tanto na saúde pública quanto

na suplementar. Houve melhoras com as farmácias populares, mas ainda há várias patologias que necessitam de medicamentos específicos que não estão à disposição. Por que não fornecer o medicamento para essa população? É evidente que, com o controle medicamentoso adequado, o nível de complicações cai e os custos também.

DV: De alguma forma o Ministério da Saúde faz isso...

MC: Mas as operadoras em geral não, embora possam atuar de forma complementar ou suplementar ao que o Ministério faz. Se o Ministério, com seus programas, não consegue fornecer todo o espectro de medicamentos de que a população necessita, as operadoras de saúde podem pensar, por exemplo, em fornecer medicamentos, por meio de um plano ou benefício farmácia, para pacientes crônicos que fizessem parte de programas de acompanhamento, como forma de incentivo para que permaneçam no programa e se cuidem.

Outra alternativa, caso o plano tenha coparticipação do consumidor em consultas, exames e procedimentos ambulatoriais, é isentá-lo da coparticipação, se ele permanecer no programa de acompanhamento, além de criar canais de comunicação constante, sem qualquer custo para o paciente.

Ou mesmo criar incentivos como prêmios, descontos ou bônus que levem o portador de risco ou patologia crônica a se cuidar — por que não? Alinhar incentivos econômicos com incentivos de saúde, para que haja fidelidade maior ao tratamento. O ponto é identificar o incentivo que é mais importante para que cada paciente continue a se cuidar. Isso é perfeitamente possível.

O IDEAL DA PREVENÇÃO

A ameaça da obesidade

MC: Estamos vivendo um período de grande mudança do perfil demográfico da população. O país está envelhecendo, as pessoas vivem mais, há uma mudança de perfil epidemiológico — de quadros agudos, infectoparasitários, para doenças crônico-degenerativas —, com uso cada vez mais intensivo e continuado da assistência médica. Você vê o sistema de saúde público, e mesmo a saúde suplementar, se preparando para esse cenário?

DV: Não vejo preparo nem no sistema público, nem na saúde suplementar. Li outro dia um artigo na revista *The New England*, na seção "Perspectives", onde se dizia que as faculdades de medicina precisavam treinar os alunos para o tratamento da obesidade. Um país com mais de 70% da população com excesso de peso, sendo 30% de obesos e 10% de obesos graves, só agora começa a preparar os alunos para tratar da obesidade!

E nós? Temos alguma faculdade que tenha uma cadeira de obesidade no curso de graduação? São cerca de 52% os brasileiros acima do peso, pela última pesquisa do IBGE. Em 2006, eram 42%.

MC: A falta de preparo não é só na questão da obesidade. No último exame feito pelo Conselho Regional de Medicina, em São Paulo — onde estão algumas das melhores escolas do país —, 60% dos recém-formados foram reprovados. Apesar disso, já estão atuando como médicos.

"Temos alguma faculdade que tenha uma cadeira de obesidade no curso de graduação? São cerca de 52% os brasileiros acima do peso [...]" DV

DV: E a saúde suplementar, como está se preparando para esse cenário? Qual é a filosofia, qual é o plano de ação? Está todo mundo engordando. O sujeito engorda, começa a ter dor no joelho, aí é prótese no joelho; a pressão sobe, o cara tem um infarto; aí tem não sei o quê, interna, opera, põe um *stent*. O cidadão fica vivo porque a medicina tem recursos. E ele acha que está tudo certo, que é assim que tem que ser. A obesidade é um problema que acaba gerando outros, não é?

Deveríamos perguntar à pessoa, quando ela vai se inscrever num plano de saúde: quanto você está pesando? Está pesando cem quilos e deveria pesar setenta? Claro que a pessoa não vai emagrecer trinta quilos, mas deveria passar por um exame médico periódico. A cada quilo que perdesse, receberia algum incentivo, talvez um desconto na mensalidade.

Nos Estados Unidos, em uma empresa com um número grande de funcionários, foi feito um trabalho para reduzir o grande número de faltas dos fumantes. O resultado saiu na revista *The New England*:[1] a pessoa inscrita no programa era submetida periodicamente a um exame de urina para identificar a presença de metabólitos da nicotina. Se durante um ano os exames não acusassem nenhum metabólito, o funcionário recebia 750 dólares. Sessenta e tantos por cento pararam de fumar. Nos programas mais eficazes que se conhece, com administração de medicamentos, adesivos e aconselhamento psicológico, esse número chega a 15%, até 18%. Com 750 dólares o índice de abstinência foi três, quatro vezes maior.

Imagine: um fumante desses, quanto ia dar de prejuízo para o

---

[1] *The New England Journal of Medicine* 2009; 360:699-709.

sistema? Nós temos 17% de fumantes no Brasil, na faixa acima de quinze anos. Menos do que nos Estados Unidos, onde eles são 27%, apesar de tudo o que se gastou em campanhas antitabagistas. A Europa nem se compara, é uma vergonha. Em países como a Áustria, quase 50% dos adultos fumam — é um absurdo.[2]

Por que todo o setor de saúde suplementar não se reúne e faz uma programação para convencer as pessoas a parar de fumar? Quanto se pode pagar para cada pessoa que pare de fumar?

MC: Você então é a favor de combinar incentivos econômicos com campanhas de promoção da saúde?

DV: É a estratégia perfeita. O cidadão devia fazer isso por conta própria, mas nós somos falíveis, fazemos um monte de besteiras. Se houver um incentivo econômico, a pessoa fica mais cuidadosa. Veja o que acontece com o seguro dos carros. Por que, quando sai da garagem, você olha, toma um cuidado desgraçado para não raspar o carro? Porque, se esbarrar, é você que vai pagar, porque tem uma franquia, não é? Não fosse assim, o que ia acontecer? O cara sairia da garagem de qualquer jeito. Esbarrou, manda o seguro consertar.

---

[2] Para mais informações, veja "The Tobacco Atlas", 4. ed., 2012, publicado pela American Cancer Society. A versão on-line pode ser lida em <http://tobaccoatlas.org>.

Educação e saúde pública

MC: Assistimos nos últimos cinquenta anos a uma evolução na condição de saúde da população. O brasileiro vive muito mais, a mortalidade infantil caiu, os indicadores gerais de saúde melhoraram. Claro que, apesar das críticas, tanto o sistema público como o setor privado contribuíram para esse resultado. Pensando nos ganhos que teríamos com algumas mudanças — como o investimento em prevenção, o acompanhamento das doenças crônicas etc. —, o que se pode esperar?

DV: Vamos tomar como exemplo a questão do cigarro. Se você pensar que até o ano 2000 nós tínhamos propaganda de cigarro na televisão, em que aparecia um adolescente fumando com a namorada e a mensagem "Seja livre", outro aparecia praticando surfe, dando a ideia de que o cara que fuma é o que faz esporte... Imaginar que até pouco tempo atrás você estava num restaurante e ficava todo mundo fumando em volta.

MC: No avião...

DV: As pessoas fumavam no avião! E veja o que aconteceu. Nós tínhamos 60% dos brasileiros fumando nos anos 1960. Hoje são 17%. Quer dizer, é possível, à custa de medidas educativas, conseguirmos um impacto grande na saúde pública. Imagine com o que a saúde pública teria de arcar, daqui a alguns anos, se 60% dos brasileiros ainda fumassem? Quem seria capaz de bancar essa despesa toda?

Eu não tenho dúvida nenhuma. Comecei a correr em 1993 — mais de vinte anos atrás — e, naquela época, eu ia ao parque do Ibirapuera, em São Paulo, e havia meia dúzia de pessoas na pista. Você vai hoje lá, é impressionante, um bando de gente correndo. Você vai ao parque Villa-Lobos, uma quantidade enorme de gente se exercitando. Vai ao parque do Carmo, a mesma coisa. A população já aprendeu que tem que andar, e mesmo quem não anda procura se justificar — a pessoa se sente culpada. As campanhas educativas têm um impacto grande na população, porque quando você tem o que comer, tem o suficiente para as suas necessidades, para comprar uma roupinha melhor, você quer ter saúde. Enquanto você está naquela desgraça de mal conseguir sobreviver, você não tem nem tempo de pensar nisso.

Então, a função das operadoras, qual é? É convencer as pessoas de que aquele estilo de vida é melhor, que ela vai viver melhor, que não vai ter uma velhice cheia de doenças. Porque, se você diz a uma menina ou um menino de 25 anos "Olha, sua velhice vai ser dura", não causa nenhum efeito. Imagine que ele ou ela vão pensar em como será quando tiverem sessenta anos! Eles têm 25, vão ter que viver outros 35 ainda. É muito tempo de vida, não está no horizonte previsível deles. Mas se você disser que se não fumarem terão um hálito melhor, farão mais sucesso com as meninas ou meninos, que precisam tomar cuidado com o que comem, que não devem beber muito, porque há o risco do alcoolismo, cria-se uma cultura capaz de trazer resultados.

Acho que é a única alternativa que nós temos. A única alternativa porque, quando olhamos para o sistema de saúde de outros países, vemos que a conversa deles é sobre reduzir os gastos, porque eles não conseguem pagar a conta também. Você vê nos Estados Unidos a quantidade de reformas que estão tentando fazer, e, quando conversa com eles, todos acham que a saúde é a questão fundamental do país.

MC: E estão se aproximando de 18% do PIB em gastos com saúde.

DV: Pois é, e o PIB deles é de 17 trilhões de dólares, imagine!

"Quando olhamos para o sistema de saúde de outros países, vemos que a conversa deles é sobre reduzir os gastos, porque eles não conseguem pagar a conta também." **DV**

Acordo sobre o modelo

MC: Olhando as operadoras de saúde, qual a recomendação que você faria?

DV: Eu começaria por investir na prevenção. Uma vez um executivo de um desses seguros de saúde me disse: "Não adianta investir em prevenção, porque a cada ano e pouco as pessoas mudam de plano. Então, vamos fazer prevenção e quem vai usufruir é o concorrente". Uma cegueira essa, não é? Tudo bem, mas por que todos não se reúnem e examinam a questão em conjunto: a sua carteira tem quantas pessoas, a minha tem quantas pessoas, quanto cada um de nós deve investir, proporcionalmente, para evitar que o setor gaste tanto dinheiro assim? Porque eu não vejo alternativa. Se continuar como está, muitos vão quebrar ou passarão a praticar preços insustentáveis para a população.

A coisa de que os pacientes mais se queixam: "Agora estou aposentado e meu plano, que era 1500 reais, vai para 3100, por causa da faixa etária". Está errado. É preciso haver um jeito de ele vir pagando antes, como se fosse uma poupança durante esse tempo todo, para que, ao ficar mais velho, o plano possa ficar até mais barato.

MC: Ou seja, há que mudar muita coisa. A forma de financiamento, de organização das estruturas de atendimento e acompanhamento do paciente, de remuneração, de relacionamento entre operadoras, médicos e demais prestadores, de envolvimento e participação do usuário, de integração com o sistema público, só para citar algumas.

Ou seja, precisamos praticamente de uma revolução no setor. Do contrário, vamos nos deparar com uma situação muito complicada.

DV: E não é verdade? Deviam se reunir todos para fazer um acordo.

PRAZO DE ATENDIMENTO COMO MEDIDA DE SUFICIÊNCIA

Leitos compartilhados

DV: A saúde suplementar tem sido criticada porque parece não dar conta do grande número de consultas requisitadas. Esse problema ocorre por falta de especialistas?

"A saúde suplementar tem sido criticada porque parece não dar conta do grande número de consultas requisitadas. Esse problema ocorre por falta de especialistas?" **DV**

MC: É preciso olhar isso por um ângulo diferente. Como se sabe, grande quantidade de pessoas "migrou" para a classe média nos últimos dez anos, o que aumentou a demanda por planos de saúde. Houve crescimento rápido da procura e, em situações assim, leva algum tempo até que o mercado adapte sua infraestrutura física e de pessoal. O mesmo fenômeno afetou outras atividades, em setores como transportes e telecomunicações. Com a saúde suplementar não seria diferente.

Contribui também para sobrecarregar a infraestrutura existente a frequência cada vez maior na utilização de consultas, exames e procedimentos, como você e eu já mencionamos.

DV: A dificuldade ocorre porque faltam especialistas no mercado ou porque há má distribuição, como no caso do serviço público?

MC: Pelas duas razões. Em algumas especialidades a carência é mais evidente do que em outras. Faltam pediatras no país, tanto no setor público quanto no privado. Isso tem a ver também com o modelo de remuneração. O pediatra vive basicamente de consultas, quase não há procedimentos ou exames complementares associados à consulta, que tem seu valor médio comprimido.

Ao mesmo tempo, estamos vendo serviços de pediatria hospitalar sendo fechados. Como o consumo de materiais e as doses de medicamentos para o paciente pediátrico são menores — e é aí que se concentra o ganho dos hospitais —, a preferência passa a ser pelo atendimento de adultos.

A necessidade de especialistas é mais destacada em regiões remotas, mas também ocorre em localidades próximas dos grandes centros.

É interessante notar que, mesmo nos países de economia capitalista liberal, o governo incentiva, quando não direciona, a formação de especialistas em função de carências identificadas. Aqui a formação está atrelada à disponibilidade de vagas de residência médica ou à aprovação das sociedades médicas de cada especialidade. É uma questão para a qual deveríamos olhar com maior atenção.

DV: Como é possível avaliar se há carência de profissionais ou instalações nos planos de saúde?

MC: Ao analisar a questão da suficiência da rede de atendimento, é preciso considerar que indicadores tradicionalmente usados na saúde pública são pouco eficientes na saúde suplementar.

Quando se fala, por exemplo, de leitos por habitantes no SUS, que é um patrocinador único, sabe-se que os leitos são destinados exclusivamente ao atendimento do SUS — a relação é direta e permite balizar a oferta e a demanda.

No caso da saúde suplementar, essa medida não funciona. Hospitais de ponta de São Paulo, por exemplo, têm seus leitos credenciados por dezenas de operadoras de saúde diferentes, e todas contabilizam esses leitos como disponíveis em suas redes.

DV: Como se esses leitos estivessem sempre à disposição delas...

MC: Sim, porque contratualmente eles, de fato, estão. De quem são, afinal, esses leitos? De todos e de ninguém. São de quem chegar primeiro. Os hospitais agem assim para resguardar sua capacidade de geração de receita. Todos os hospitais se comportam dessa forma.

O fato é que não se consegue estabelecer uma relação direta de leito por paciente na saúde suplementar, porque os leitos não são exclusivos, vão sendo utilizados de maneira alternada por múltiplas operadoras, e também porque sua disponibilidade varia de acordo com a cobertura de cada categoria de plano.

Quanto à relação de médicos, é mais ou menos o mesmo. Os médicos que trabalham no SUS, em geral, têm determinada carga horária e produtividade dedicadas exclusivamente ao SUS.

Na saúde suplementar é diferente. Numa rede credenciada, você pode ter um médico que atende a vários convênios e trabalha, dentro de sua especialidade, duas tardes por semana em seu consultório. Outro profissional, da mesma especialidade, atende de manhã e à tarde, todos os dias da semana. A produtividade é completamente diferente entre eles, mas ambos estão contabilizados de maneira igual nas redes das operadoras.

Portanto, na saúde suplementar não se pode considerar a relação de leitos e de médicos por operadora da mesma forma que na saúde pública. Esse é um erro muito frequente. Na ANS ouvi muito esse tipo de crítica: "Por que você não estabelece indicadores para exigir das operadoras um número mínimo de leitos e médicos por usuário?". A resposta é simples: porque eles não funcionam.

DV: E podem ainda confundir o consumidor.

> "Você sabe que a operadora tem de atender naquele prazo, independentemente de ter dez, cem ou duzentos médicos naquela especialidade. O conceito de suficiência de rede passa a ser outro." **MC**

MC: Esses indicadores criam uma ilusão de suficiência da rede credenciada. Esse foi um dos motivos pelos quais adotamos o critério do prazo máximo de atendimento como medida de eficiência. É um parâmetro simples, de fácil compreensão para qualquer pessoa. Você sabe que a operadora tem de atender naquele prazo, independentemente de ter dez, cem ou duzentos médicos naquela especialidade. O conceito de suficiência de rede passa a ser outro. Em lugar de indicadores tradicionais, o prazo de atendimento passa a ser determinante.

Outro aspecto importante diz respeito à relação entre a distribuição geográfica das redes de atendimento e as áreas de concentração de clientes. Se há um contingente grande de beneficiários numa localidade, não adianta construir uma rede em outra. O mapa da rede de atendimento tem que se sobrepor ao da distribuição da população coberta pelo plano. A distribuição geográfica adequada da rede é, juntamente com o prazo para atendimento, fundamental para o consumidor ter acesso oportuno aos serviços.

DV: A distribuição dos recursos da rede de assistência do plano de saúde é visível para o público? Há transparência na divulgação dessa informação?

MC: Se você imaginar que estão registrados na ANS em torno de 30 mil planos de mais de 960 operadoras, envolvendo mais de 170 mil médicos,[1] fica evidente que isso tem de ser feito por meio de sistemas de informação. Foi por essa razão que, na ANS, publicamos um

---

[1] Cf. Demografia Médica, Cremesp.

normativo obrigando todas as operadoras de saúde a colocar em seus sites a informação atualizada sobre a rede credenciada disponível — por plano, tipo de atendimento, especialidade e localidade.

DV: Você tocou num ponto muito importante. Na verdade, se o plano diz: "Olha, nós temos tantos médicos e tantos leitos hospitalares", são números que não têm nenhum significado.

MC: Durante décadas foi alimentada a ideia de que plano bom era aquele que tinha um livreto de rede credenciada grosso, porque isso significava que oferecia muitos médicos, hospitais, serviços de diagnóstico. Plano com livreto de orientação fino era considerado ruim. As pessoas estabeleciam uma relação direta entre quantidade e qualidade.

Quando se adota o fator tempo para o atendimento como medida preponderante, essa relação é mais verdadeira. Com os prazos máximos estabelecidos em normativo publicado pela ANS, a obrigação de garantir o acesso passa a ser da operadora. A partir daí, cabe a ela balancear o número de profissionais ou serviços necessários de acordo com a demanda, em cada localidade.

Outro ponto importante é que, com os prazos máximos, diminuiu a possibilidade de operadoras postergarem o atendimento como forma de controlar custos. Criou-se, ao contrário, um estímulo para elas ampliarem as redes onde estas não são suficientes para atender os clientes no prazo.

DV: É esse o objetivo de suspender a comercialização de planos para quem não cumpre os prazos determinados pela norma da ANS?

MC: Se em determinada localidade a operadora não está dando conta de atender os beneficiários de um plano dentro dos prazos máximos, é porque sua rede não é suficiente. Essa deficiência vai gerar reclamações à ANS e, se elas não forem resolvidas, a operadora será punida com a suspensão da comercialização daquele plano — por três meses, pois esse é o tempo necessário para a realização de um novo levantamento sobre a qualidade do atendimento. Enquanto isso, ela continuará a atender quem já estava no plano, mas terá de

DV: Você vê a possibilidade de criarmos uma agência nacional que possa englobar ao mesmo tempo a assistência pública e a privada?

MC: O que ocorre no Brasil é que o setor público de saúde não conversa com o setor privado, e vice-versa. Se recuarmos um pouco no tempo, vamos ver que as leis que regulamentaram cada um dos setores — a lei orgânica do SUS, de 1990, e a lei dos planos de saúde, de 1998 — não têm nenhuma intersecção, a não ser no que diz respeito ao ressarcimento ao SUS.

Temos poucas políticas comuns a esses dois setores. Em algum momento vamos precisar repensar essa questão, identificar onde o setor privado pode ser complementar ao sistema público, onde eles podem ser sinérgicos e onde são substitutivos um do outro.

O aprofundamento dessa discussão é necessário porque, queira-se ou não, hoje temos 51 milhões de pessoas que têm acesso a planos privados médico-hospitalares de saúde e não deixaram constitucionalmente de ter acesso ao SUS.

DV: Como fazer para que os dois sejam complementares e não haja redundância de investimentos?

MC: Na hora de estabelecer prioridades, metas, definir onde alocar instalações públicas e privadas de atendimento, a sinergia deveria ser levada em consideração.

Há que se discutir, inclusive, as possibilidades de uma complementaridade maior. Temos estados em que quase metade da população tem planos de saúde! Em algumas capitais, a parcela da população coberta por planos ultrapassa 50%, como é o caso de São Paulo, com 60%, ou Vitória, com 75%. Diante dessa realidade, que tipo de política pública de saúde as autoridades deveriam adotar, levando em consideração que um grande contingente de pessoas não vai recorrer ao sistema público para fazer tratamentos cobertos pelos planos? Não é comum ver políticas públicas que levem esse fato em consideração.

DV: Mas você não acha que os próprios usuários olham os planos de saúde como algo totalmente separado do SUS?

MC: Quando uma pessoa contrata um plano de saúde, acredita que ele vai substituir completamente o SUS, o que não é verdade. A saúde é suplementar justamente por causa disso: cobre grande parte dos procedimentos, mas algumas coisas ela não cobre. Cabem ao SUS, por exemplo, as coberturas para vacinas e para determinados tipos de transplante.

Também não vejo as operadoras de saúde preocupadas em deixar isso claro para o consumidor, e assim se propaga a falsa ideia de que a pessoa, uma vez na saúde suplementar, tem direito a tudo, e jamais vai recorrer ao SUS. O que não é verdade. Se fosse assim, a lei precisaria mudar e definir para a saúde suplementar um padrão de cobertura contratual universal, como é a do SUS, o que evidentemente custaria mais caro.

As pessoas precisam saber quais são as situações em que vão ter que contar com o SUS, mesmo tendo um plano de saúde. Isso precisa ficar mais claro, até para que se reduza a judicialização na saúde suplementar.

Ressarcimento e cartão único da saúde

DV: Como você vê a questão do ressarcimento das despesas que o SUS tem com beneficiários de planos de saúde atendidos em hospitais públicos?

> "Deve-se ressarcir ao SUS cada centavo gasto com beneficiários dos planos de saúde em procedimentos que tenham cobertura. [...] É o que está previsto em lei [...]" **MC**

MC: É uma questão com a qual me envolvi diretamente quando cheguei à ANS. Houve um avanço importante no processo de ressarcimento ao SUS, mas o desafio de agilizar o recolhimento do que é devido e avançar na cobrança dos atendimentos ambulatoriais ainda vai demandar um esforço continuado das partes envolvidas.

Deve-se ressarcir ao SUS cada centavo gasto com beneficiários dos planos de saúde em procedimentos que tenham cobertura. Procedimentos não cobertos pelos planos não devem ser ressarcidos.

É o que está previsto em lei e deve ser aplicado, porque, do contrário, a operadora poderia simplesmente receber as mensalidades de seus associados e, depois, mandar todo mundo para ser atendido no SUS. Não faria sentido.

DV: Qual é o volume de atendimentos feitos pelo SUS a clientes de planos de saúde?

MC: Os números são públicos: cerca de 2% das internações feitas pelo SUS são de beneficiários de planos de saúde. Em termos de custo, correspondem a mais ou menos 3% do gasto total do SUS com internações. Mesmo entendendo que o SUS deva ser ressarcido de cada centavo, esses percentuais contradizem a afirmação de que os planos de saúde utilizam o SUS para subsistir. Esse não é um fato comprovado pelos dados e pelas informações disponíveis no Ministério da Saúde ou na ANS. Com o aperfeiçoamento do processo de identificação de usuários de planos de saúde que utilizam o SUS e do processo de ressarcimento como um todo, esse percentual deve aumentar nos próximos anos.

DV: Como é o processo de ressarcimento?

MC: Esse é outro aspecto que precisa ser considerado. Todo mundo acha que o processo de ressarcimento é muito simples. Não é. O sistema público e o setor privado têm modelos de remuneração diferentes. O SUS há muitos anos adota o critério de pagar pacotes ou valores fechados por procedimento. Na saúde suplementar, se utiliza o modelo de conta aberta.

Como, por lei, só cabe ressarcir ao SUS aquilo que tem cobertura do plano, é preciso verificar se aquele beneficiário estava coberto pelo plano de saúde na época em que foi atendido pelo SUS; se estava dentro da área de abrangência geográfica prevista em contrato; se não estava em período de carência e se tinha cobertura para aquele tipo de internação.

Para dificultar, nos contratos anteriores à lei nº 9656 dos Planos de Saúde, que é de 1998, havia limites para o número de dias de internação. Por exemplo: sete dias de UTI, 21 dias de internação clínica, e por aí vai. Esses contratos antigos representam ainda hoje mais ou menos 12% da população de quase 51 milhões de beneficiários. São contratos mais restritos, não possuem o padrão de cobertura mínima definida pela lei de 1998.

Só para você ter uma ideia, ao chegar à ANS, os arquivos sobre processos passíveis de ressarcimento vindos do Datasus, o departamento de informática do SUS, passavam por 28 filtros. Só depois essas informações iam para a análise dos técnicos da agência.

DV: Caso por caso...

MC: Quando envolve planos anteriores à Lei dos Planos de Saúde de 1998, em muitos casos isso é necessário. Depois de ser submetida a todos esses filtros, a cobrança é enviada para a operadora, que pode recorrer uma primeira e uma segunda vez, porque esse é o rito legal do processo administrativo imposto ao órgão público.

Esse processo é demorado e muito mais complexo do que as pessoas imaginam, mas vem sendo aperfeiçoado. Tanto assim que, nos três anos em que estive à frente da agência, reorganizamos processos de trabalho, contratamos mais funcionários e novos sistemas foram desenvolvidos. O valor repassado ao Fundo Nacional de Saúde, somado ao que foi inscrito na dívida ativa da União e ao montante arrecadado, aumentou substancialmente. Esse valor superou o registrado nos dez anos anteriores e continua crescendo.

Por isso digo que houve um avanço, mas é um processo complexo que precisa ser continuadamente aperfeiçoado, com a melhoria na identificação do beneficiário e com a cobrança dos atendimentos ambulatoriais de alta complexidade realizados pelo SUS. Para tanto, é preciso investir mais em pessoal e infraestrutura na ANS. Dessa forma é possível aumentar o ressarcimento ao SUS.

DV: Não é tarefa simples.

MC: Não, não é. Mas é um desafio que pode ser superado. O desenvolvimento de novos sistemas de informação pode facilitar muito esse trabalho, permitindo o cruzamento de dados. Além disso, o Cartão Nacional de Saúde, que vem sendo implantado pelo governo, vai contribuir para dar agilidade ao processo e propiciará um avanço muito grande à gestão da saúde no Brasil.

Sou absolutamente a favor da implantação do cartão único da saúde. O objetivo é que todo cidadão tenha um cartão com um único número que, de forma inequívoca, o identifique. Esse número deve ser mantido ao longo da vida de cada pessoa, esteja ela no sistema público ou na saúde suplementar, seja ela usuária do SUS ou cliente da operadora A, B ou C. As carteirinhas de identificação do plano de saúde devem mostrar esse mesmo número. Ou seja, todos devem receber um cartão de saúde ao nascer e mantê-lo inalterado a vida toda.

> "Sou absolutamente a favor da implantação do cartão único da saúde. [...] Esse número deve ser mantido ao longo da vida de cada pessoa, esteja ela no sistema público ou na saúde suplementar, seja ela usuária do SUS ou cliente da operadora A, B ou C." **MC**

DV: Para quem tem um número, para que ter outros, não é?

MC: O cartão facilita a identificação e o cruzamento de dados no processo de ressarcimento. É como o CPF: todas as informações se agrupam em torno do número. É o que precisamos fazer na saúde. O cartão é o primeiro passo para organizar as informações sobre a saúde de cada cidadão.

DV: Você sabe que um dos países mais organizados do mundo é a Suécia. Pois lá a criança, ao nascer, recebe um único número que a acompanhará pela vida inteira. Vai valer como CPF, carteira de identidade, carteira de motorista... Facilita muito mais o controle, não é?

MC: Sem dúvida facilita. Alguns países partiram para essa solução. Outros, o Brasil entre eles, adotaram mais de um número. Geralmente há um número para a segurança pública, no caso, o nosso

RG, e um para questões tributárias, como o CPF. Agora espero que o cartão único seja o número para a saúde, tanto no sistema público quanto na saúde suplementar.

Hoje, na saúde suplementar, o que se tem é o número da carteirinha do plano. Mudou de plano, recebe outro número. Muda novamente e é outro número. Isso impede que se consolidem informações em torno do indivíduo e que ele se aproprie delas.

Coberturas obrigatórias e exceções

DV: Uma questão que sempre me deixa em dúvida: eu contrato um plano de saúde qualquer; ele me dá direito de pertencer à saúde suplementar, mas continuo mantendo o direito de ser atendido pelo SUS. Se consigo um emprego, o empregador vem e diz: "Aqui você tem um benefício, o plano de saúde!". Quer dizer, ao mesmo tempo eu tenho um direito, que é o SUS, e um benefício, que é o plano. Explique isto: quais são as obrigações da saúde suplementar?

MC: Na Lei dos Planos de Saúde, de 1998, foram definidas coberturas mínimas obrigatórias. No entanto, existem exceções. A saúde suplementar não cobre, por exemplo, transplante de pulmão, nem de fígado ou coração, mas cobre transplante de rim e de córnea.

A partir do momento em que você recebe alta de uma internação hospitalar, a continuidade do tratamento medicamentoso fora do hospital geralmente não é coberta pelos planos de saúde. Em situações de catástrofes, de epidemias — ou seja, de ameaça à saúde pública —, a saúde suplementar não é obrigada a dar a cobertura, porque no seu cálculo atuarial, na sua precificação, isso não estava previsto. Foi o que aconteceu no início das epidemias de aids e H1N1.

Por outro lado, há um rol bastante abrangente de procedimentos médicos que devem ser cobertos. Esse rol é revisto a cada dois anos. Novos procedimentos são incorporados pela ANS, após análise técnica e discussões com sociedades médicas, operadoras, representantes dos órgãos de defesa do consumidor, da sociedade civil e de outras entidades.

Fora do rol
O que os planos de saúde não são obrigados a cobrir — Lei nº 9.656

- Tratamento clínico ou cirúrgico experimental.

- Tratamento de rejuvenescimento ou de emagrecimento com finalidade estética.

- Tratamentos ilícitos ou antiéticos, assim definidos sob o aspecto médico, ou não reconhecidos pelas autoridades competentes.

- Fornecimento de medicamentos para tratamento domiciliar, ressalvado o disposto nas alíneas 'c' do inciso I e 'g' do inciso II do art. 12.

- Fornecimento de próteses, órteses e seus acessórios não ligados ao ato cirúrgico.

- Fornecimento de medicamentos importados não nacionalizados.

- Procedimentos clínicos ou cirúrgicos para fins estéticos, bem como órteses e próteses para o mesmo fim.

- Casos de cataclismos, guerras e comoções internas, quando declarados pela autoridade competente.

- Inseminação artificial.

Entre 2008 e 2014, 231 procedimentos médicos foram incorporados ao rol de coberturas da saúde suplementar. Entre eles cirurgias por laparoscopia, tratamentos com câmara hiperbárica e outros. Sempre são incorporados novos procedimentos, porque a medicina avança e a cobertura tem de avançar também.

DV: Os usuários se queixam das modificações que os planos de saúde estabelecem sem consultá-los. Você vê gente dizendo: "Eu comprei um plano de saúde que me dava direito aos melhores hospitais de São Paulo. Eles foram cortando, cortando, e hoje os hospitais que eu tenho são bem piores". Isso não devia ser proibido?

MC: E é. O plano de saúde só pode substituir um serviço da rede credenciada por outro de igual qualidade ou de igual valor, na mesma localidade ou em localidade próxima. Toda vez que há uma mudança desse tipo no plano de saúde, a operadora precisa solicitar autorização da ANS, onde o pedido é analisado.

É preciso levar em consideração que estamos falando de mais ou menos 30 mil planos de saúde — 30 mil produtos. Grandes operadoras têm milhares de planos. Então a agência prioriza o controle das substituições que envolvem hospitais e serviços de maior porte.

Quando há denúncias reiteradas de mudanças numa rede, inclusive na relação de médicos conveniados, a ANS pode pedir esclarecimentos ou mesmo fazer uma visita técnica à operadora, para averiguar as razões e analisar se as mudanças são justificáveis e se estão de acordo com a norma. Se não estiverem, ela pode impedir a operadora de realizar alterações na rede.

DV: Mas acontece com frequência maior do que se imagina. Cito o caso do Hospital Sírio-Libanês, que eu conheço. Planos que davam acesso a ele simplesmente deixaram de fazê-lo, encerraram o convênio com o hospital.

MC: Uma vez feita a denúncia, ela é apurada. Se ficar comprovado que não houve substituição por serviço de qualidade semelhante, a operadora vai ser penalizada pela agência.

DV: Mas dizer que a substituição foi feita por um serviço de igual qualidade... essa questão de medir a qualidade não é simples.

MC: Não é, mas na prática, além da reputação do serviço, há parâmetros objetivos. A substituição pode ser autorizada respeitando-se equivalência de porte e de serviços disponíveis. É vedado simplesmente cortar um recurso credenciado. Assim, hospitais de reputação podem e vêm sendo substituídos por outros de reputação equivalente, tamanho semelhante e com os mesmos serviços (emergência, UTI, centro cirúrgico etc.).

Esse é um direito do consumidor. Há uma garantia regulatória nesse sentido. Toda vez que a Agência é notificada, intervém.

DV: Isso é um direito do usuário...

Histórico da inclusão de procedimentos no rol de coberturas da saúde suplementar

Ano de vigência / Resolução Normativa (RN)	Nº de inclusões	Principais inclusões
2008 (RN 167)	21	• Mamografia digital • DIU/Laqueadura • TO/Fono/Psico/Nutricionista
2010 (RN 211)	54	• Diversas videocirurgias torácicas • Transplantes de medula óssea • Marcapasso multissítio • PET-SCAN oncológico (pulmão e linfomas) • Oxigenoterapia hiperbárica
2012 (RN 262)	69	• 41 novas videocirurgias • Gastroplastia/Colocação de banda • Exames como o de DNA (genes EGFR, HER-2) • Exame para diagnóstico de câncer de mama • Terapia imunobiológica (para reumatoide, artrite, doença de Crohn e espondilite) • Tratamento ocular quimioterápico
2014 (RN 338)	87	• Medicamentos oncológicos orais para tratamento domiciliar • 28 cirurgias laparoscópicas (menos invasivas, menor tempo de internação) • Bolsas coletoras intestinais e urinárias • Radioablação de tumores hepáticos • Radioterapia para câncer de cabeça e pescoço

Fonte: ANS.

MC: Absoluto.

DV: Se se sentir prejudicado, tem o direito de reclamar.

MC: As reclamações mais frequentes em relação a mudanças na rede conveniada dizem respeito à lista de médicos. O usuário reclama porque aquele médico com quem tinha afinidade deixou de atender pelo plano. Nesses casos a fiscalização é mais difícil, porque estamos falando de mais de 170 mil médicos e a substituição de profissionais ocorre com maior frequência.

Quando a ANS recebe uma reclamação ela é encaminhada à operadora, que precisa explicar a razão pela qual a substituição foi feita, principalmente quando envolve grandes serviços, laboratórios, hospitais, clínicas radiológicas etc.

MÉDICO HUMANISTA E MEDICINA ARMADA

O médico de família

MC: Você não acha que o avanço tecnológico, o desenvolvimento da chamada medicina armada, com essa enorme quantidade de exames e procedimentos, ao mesmo tempo que trouxe enorme auxílio ao diagnóstico, contribuiu para dar importância exagerada à realização de exames, em detrimento da própria opinião médica? Hoje, o paciente parece que se sente mais seguro fazendo exames do que consultando um médico de confiança. Esse deslocamento tirou o médico daquela posição ocupada no passado, quando ele era também um conselheiro, e alguns comparavam a medicina a um sacerdócio. Esse caminho tem volta?

DV: A questão tem duas vertentes. Essa imagem do médico humanista que aconselhava a família e atendia o doente em casa existia porque eles eram médicos de poucos. Que famílias podiam ter um médico particular trinta, quarenta, cinquenta anos atrás? A visão humanista, nesse sentido, deixou de existir e não vai voltar, porque hoje não serão aqueles poucos privilegiados os atendidos. A nossa pretensão é dar assistência médica para toda a população, 200 milhões de habitantes. A massificação é inevitável.

Por outro lado, houve uma mudança na formação dos alunos de medicina. Nós os preparamos para a alta tecnologia, não para praticar a medicina mais simples. Estamos nos esquecendo cada vez mais da história clínica e do exame físico.

Muitos médicos mal examinam os doentes. A própria saúde suplementar contribuiu para construir essa imagem, porque quando se fazia publicidade era muito mais "ressonância magnética não-sei-o-quê..." do que "olha, você vai lá porque tem bons médicos, atenciosos, que vão cuidar bem da sua saúde". Criamos também essa expectativa na população. Na penitenciária onde atendo, uma paciente me disse: "Doutor, preciso fazer uma ressonância magnética". Eu perguntei: "Por quê?". Ela: "Porque eu morro de dor de cabeça". "Como é essa dor de cabeça?" "Ah, ela pega metade do rosto aqui, fica pulsando, quando vou ficar menstruada esse período é muito ruim. Eu tenho alguma coisa na cabeça." Ela tem uma enxaqueca, que não precisa de exame de laboratório nenhum para ser diagnosticada, porque é evidente. Ela precisa de medicação, não de exame.

MC: Parece que a sensação de segurança do paciente está atrelada à tecnologia, não mais ao conhecimento do médico.

DV: Isso vai por capilaridade, atinge muitas pessoas em várias partes do mundo. Essa é a visão tecnológica da medicina, para a qual todos nós contribuímos.

"Esse programa [Saúde da Família] é uma das melhores coisas que já aconteceram no país em termos de saúde." DV

MC: Como é que você vê hoje a figura do médico de família?

DV: Encontro, pelo Brasil inteiro, o pessoal do Programa Saúde da Família, o PSF. Esse programa é uma das melhores coisas que já aconteceram no país em termos de saúde. Ele realmente funciona. Eles escolhem como agente comunitário de saúde uma pessoa da própria comunidade, e é ela que vai fazer o primeiro contato, saber quem está doente, qual criança não está bem, se o outro está com a pressão alta. Em caso de dúvida, ela entra em contato com o superior dela, que fala com a enfermeira, que depois fala com o médico. Esse sistema é maravilhoso e funciona muito bem na atenção básica.

Acho que falta isso na saúde suplementar. Porque muitas pessoas nem sabem que precisam ser acompanhadas. Quem é hipertenso, quando sofre um acidente vascular cerebral, vai parar na UTI. Só aí você vai ver se ele tomava os remédios para a pressão e descobre que ele não o fazia regularmente, ou não levava a sério, não havia controle nem nada. Não sairia mais barato colocar um aparelho de pressão na casa dele e ensiná-lo a usar ou enviar alguém para medir? Alguém que acompanhasse, desse orientação e explicasse o que deve ser feito?

MC: O paciente sentiria que sua saúde está sendo acompanhada pela operadora, que estão cuidando dele.

DV: Olha o que acontece hoje: nós temos aí uma epidemia de obesidade absurda, muito mais forte na periferia do que no centro da cidade; atinge todas as classes sociais, mas entre os pobres é pior. Epidemia de obesidade leva a quê? A uma epidemia de hipertensão arterial: metade da população adulta acima de cinquenta anos é hipertensa. Leva também a outras epidemias: de diabetes e de doenças cardiovasculares — ataques cardíacos, acidentes vasculares cerebrais.

E nós fazemos o que para evitar isso? Nada. Ficamos esperando as pessoas terem uma complicação para procurar um especialista. Aí o especialista vem e decide fazer um cateterismo. O paciente é internado, faz uma porção de exames, faz uma cintilografia do miocárdio, põe um *stent*, faz uma ponte de safena. Qual é o custo de um caso desses? Sairia muito mais barato organizar um esquema de atendimento ou de acompanhamento, porque isso a iniciativa privada tem condição de fazer muito bem.

É possível saber quantos hipertensos existem num grupo e criar um processo de acompanhamento que será muito bom para as pessoas e também para o sistema, porque evitará que ele se sobrecarregue. O mesmo pode ser feito no diabetes. Qualquer pessoa que ande quarenta minutos por dia — ande mesmo, não é andar olhando para as estrelas — experimenta alterações metabólicas que reduzem o risco para todas essas doenças que nos atingem hoje, inclusive o câncer.

MC: E prevenir doenças é comprovadamente mais barato que tratá-las.

DV: Num estudo feito na Índia, publicado no jornal *Lancet*, selecionaram quinhentas e tantas pessoas pré-diabéticas, naquela fase de glicemia entre 100 e 120 miligramas por decilitro, e fizeram com elas um trabalho de prevenção: explicaram o que era a doença, o que era preciso fazer, o que podia e o que não podia comer, como devem ser feito os exercícios, os controles, tudo direitinho. Depois dividiram o grupo em dois subgrupos, de maneira aleatória — um estudo impecável. Um dos grupos parou aí, só naquelas informações recebidas. O outro passou a receber mensagens pelo celular, diárias, de 180 caracteres. Imagina! Uma linha, uma linha e meia. Mensagens tão simples quanto: "Você já andou trinta minutos hoje?", "Não tome suco de fruta, coma a fruta inteira!". Mensagens assim, simples, uma por dia. Três anos depois, 33% menos diabetes no grupo que recebia as mensagens.

O *Lancet* fez um editorial falando sobre esse trabalho. Você imagina? Cortar em 33% o número de diabéticos nesse grupo. Quanto isso custaria para o sistema de saúde depois, quando eles começassem a precisar de diálises, de exames oftalmológicos? Tudo isso conseguido com uma intervenção ridícula — que custa quanto? Nada, praticamente.

MC: E se vê que as intervenções não são complexas.

DV: Não, são muito simples, até.

MC: É um tipo de ação que impacta o sistema e reduz a exposição do paciente aos riscos de intervenções invasivas. Como você acha que o paciente pode participar?

DV: Estamos diante de um problema que, no futuro, inevitavelmente terá de ser enfrentado. Imagine: um sujeito tem cinquenta anos de idade, fuma, está trinta quilos acima do peso, bebe mais do que devia, não faz exercícios; outro, da mesma idade, não fuma, bebe de vez em quando, anda de bicicleta três ou quatro vezes por semana, faz exercícios, tem alimentação saudável, está com peso adequado.

É justo esses dois pagarem a mesma mensalidade por um plano de saúde? Não. Na verdade, o que se cuida está pagando uma parte da mensalidade do outro. Creio mesmo que essa discussão acontecerá obrigatoriamente no futuro.

Porque nós desconsideramos, na medicina, a responsabilidade individual. Ninguém diz que você tem responsabilidades em relação à sua saúde. Você tem um corpo e, se não cuida dele, não está fazendo sua parte. As pessoas têm de ser convencidas de que saúde não é um bem que vem da natureza, que Deus deu para o homem, porque Deus não tem condição de dar saúde para alguns e não dar para outros. Mas é assim que as pessoas se comportam, e vemos que algumas cometem erros graves ao adotar um estilo de vida, e vão repetindo esses erros, vão repetindo até que isso estoura nas costas de alguém. O fato é que não existe esse conceito de responsabilidade do indivíduo em relação ao sistema de saúde. Porque, na verdade, quando o cidadão faz coisas com seu corpo que o levam a ficar doente, ele está sobrecarregando o sistema.

É lógico que existe o inevitável, mas o que é evitável é responsabilidade de cada um de nós. Isso tinha que ser dito às crianças. Aos cinco ou seis anos de idade ela já deve ouvir que precisa tomar cuidado com o corpo, que não pode se machucar. Enfim, educar.

TECNOLOGIA DA INFORMAÇÃO A SERVIÇO DO PACIENTE

Cartão único e *big data*

DV: Quando os planos de saúde apareceram no Brasil, nós não tínhamos as vantagens da tecnologia, como hoje. Os cálculos eram feitos à mão. De que modo os avanços da tecnologia podem revolucionar o sistema de atendimento?

MC: Um dos grandes desperdícios na saúde, se não o maior de todos, é o desperdício de informação. De fato, hoje não se organiza a informação em prol da prevenção de doenças, do acompanhamento, do tratamento de cada cidadão.

O que a tecnologia da informação pode proporcionar são ferramentas para reunir esses dados e organizá-los em benefício do paciente, partindo das próprias contas que os prestadores de serviço mandam para as operadoras, em que se descreve o que foi feito.

> "Um dos grandes desperdícios na saúde, se não o maior de todos, é o desperdício de informação." **MC**

DV: Como você vê isso acontecer?

MC: Primeiro, com uma identificação única e inequívoca de cada cidadão, fundamental para não haver erros. O cartão único da saúde, quando totalmente implantado, poderá ser essa identificação.

Em segundo lugar, com o desenvolvimento de prontuários eletrônicos para cada beneficiário de plano de saúde. Se ele vai ao médico, aquela consulta fica registrada; se utiliza um medicamento, fica registrado; se faz um exame, idem; assim também com informações sobre possíveis alergias, tipo sanguíneo, vacinações etc. Esses dados deverão ser mantidos com preservação absoluta do sigilo. O acesso a esses dados só poderá ocorrer com a autorização do cidadão.

Outro passo importante é a ampliação da interoperabilidade e da conectividade dos sistemas de informação de operadoras e prestadores de serviço, como médicos, clínicas, laboratórios e hospitais, para permitir o compartilhamento de dados — repito, somente com a anuência do paciente.

Essas ações permitirão reduzir o desperdício de recursos e evitar a repetição desnecessária de exames. Mas o principal é que darão maior segurança e qualidade ao atendimento prestado.

Isso vale tanto para a saúde suplementar quanto para a saúde pública.

Países como Estados Unidos e Inglaterra já estão fazendo grandes investimentos na certificação e utilização de prontuários eletrônicos de saúde — os *electronic health records* (EHR) — e na integração de sistemas de informação entre os prestadores de serviço e seus patrocinadores, operadoras ou o próprio governo.

> "Outro problema que vemos com muita frequência [...] é o do doente que não sabe os remédios que está tomando. Ele fala: 'Ah, eu tomo Propranolol, tomo aquele branquinho, tomo outro...'. A gente fica perdido." **DV**

DV: Outro problema que vemos com muita frequência na prática clínica é o do doente que não sabe os remédios que está tomando. Ele fala: "Ah, eu tomo Propranolol, tomo aquele branquinho, tomo outro...". A gente fica perdido. Muitas vezes, como ele consulta diversos médicos, de várias especialidades, é medicado de diversas formas, de acordo com o problema que o levou a cada um: o cardiologista prescreve alguns medicamentos, o clínico geral prescreve outros, e às vezes há medicamentos semelhantes sendo usados ao mesmo tempo. É um problema grave na prática, especialmente no caso das pessoas mais velhas, que tomam comprimidos para vários problemas.

MC: E se ele não se lembra dos medicamentos atuais, imagine em relação aos que tomou no passado. Acontece, então, de o médico tentar um medicamento que já foi usado e não surtiu o efeito esperado ou, o que é pior, utilizar um que já tenha provocado efeitos colaterais, alergia ou interações indesejáveis.

O que você apontou reflete bem a realidade de hoje: cada especialista cuida apenas da sua área; parece que o paciente é tratado por partes, e não pelo todo.

O registro em um prontuário eletrônico único possibilita aos profissionais e serviços de saúde uma visão mais completa do paciente com facilidade.

Mas o principal diferencial de um prontuário eletrônico é a possibilidade de programar alertas que são disparados a partir do cruzamento de informações que podem chamar a atenção do médico e evitar, por exemplo, o risco de possíveis interações medicamentosas, ou repetições de exames, ou ainda prescrições de medicamentos com dosagens inadequadas ou mesmo com histórico de alergias.

DV: Se tivermos um sistema informatizado que possa fazer esse controle, facilita demais o trabalho.

MC: Facilita e traz segurança, não é? Uma estatística recente mostra que a maioria das pessoas que inicia um tratamento não o termina de forma adequada, não faz o uso da medicação até o fim, conforme a prescrição médica.

A submedicação é uma das causas de reinternação em nosso país. É frequente não só na saúde pública, mas na suplementar também, o que contribui para agravar a situação do paciente — nós, como médicos, sabemos disso: ele muitas vezes volta pior. Ter os dados do paciente disponíveis em um único prontuário aumenta a segurança, diminui riscos, melhora a qualidade do atendimento, amplia o controle da medicação usada, melhora o resultado e reduz substancialmente o desperdício.

DV: Você acha que essa tecnologia também pode ser utilizada na prevenção de doenças?

MC: É claro. Sabemos que isso está sendo usado em larga escala, até na análise de grandes dados populacionais, como perfis de consumo e de utilização de recursos, ou mesmo em grupos menores, com foco na gestão de doenças ou doentes. A análise do que é conhecido como *big data*, ou seja, dados digitais em grande volume, permite predizer fatores de risco que aumentam a probabilidade de desenvolver determinadas patologias.

Portanto, a partir de perfis como resultados de exames, uso de medicamentos, históricos clínico-familiares etc., é possível utilizar algoritmos para prever se aquela pessoa pode desenvolver determinada doença e, assim, atuar antes que o mal apareça.

Uma vez identificados os grupos de risco, em lugar de fazer políticas públicas em larga escala, pode-se atuar sobre aquele grupo específico — o que, de novo, racionaliza recursos.

Prontuário eletrônico e privacidade

DV: Às vezes, atendo um paciente no consultório, meço a pressão e dá dezessete por onze. Pergunto: "O senhor é hipertenso?". Ele diz: "Não, não sou, não sinto nada". Como não é hipertenso? Dezessete por onze é hipertensão. Sempre fico frustrado porque sinto que perdemos a oportunidade de agir muito antes que a hipertensão aparecesse.

MC: Nós sabemos os principais fatores de risco que estão associados ao aparecimento de diversas doenças. Eles vão desde a presença de antecedentes familiares, alterações detectadas em exames clínicos de rotina, até hábitos, peso etc. Se o sistema estiver programado para acompanhar esses fatores, que são reconhecidamente preditivos, eles funcionarão como alerta para os profissionais da saúde.

Esse mapeamento possibilitaria desenvolver programas específicos — que no futuro serão personalizados — para promoção de saúde e prevenção de doenças.

Temos muito que avançar nesse campo. Alguns países já estão procurando fazer isso de forma sistematizada. Não vejo como poderemos fugir desse caminho.

David Blumenthal, coordenador Nacional para Tecnologia de Informação em Saúde do governo Obama, afirma que a implantação do registro eletrônico em saúde (EHR) é uma etapa inevitável ao desenvolvimento e à segurança do sistema de saúde americano.

DV: Uma das preocupações relacionadas com o prontuário eletrônico é: "Bem, então haverá um banco de dados com todas as minhas informações, todos os problemas que tive de saúde desde que eu era pequeno. Isso não poderá ser usado contra mim, caso eu queira mudar de operadora? Não há o risco de me recusarem, porque vão analisar meu perfil?".

MC: Indo além, um potencial empregador pode querer conhecer o perfil de saúde das pessoas ao fazer uma seleção para uma determinada posição na sua empresa, o que seria inadmissível. Portanto, para começar, é necessário um forte controle do sigilo dessa informação. Caso ele seja quebrado, tem de haver uma punição muito dura para quem o fez. Porque é grave.

DV: Mais grave até do que a quebra do sigilo bancário.

MC: Exatamente.

DV: Na saúde suplementar, estamos longe de explorar todo o potencial dos sistemas de coleta de dados, seja para o atendimento médico, seja para a própria pessoa que está procurando assistência, seja, ainda, para as operadoras de saúde. Por que essa demora, por que essa diferença de comportamento entre as operadoras de saúde e outras grandes empresas?

MC: As iniciativas nessa área acontecem de forma lenta, porque envolvem negociações com muitas partes e demandam tempo para serem consolidadas.

A padronização da troca eletrônica de informações de saúde, por exemplo, é um processo de trabalho contínuo e complexo. Há um comitê, coordenado pela ANS, com a participação de médicos, operadoras, hospitais, laboratórios e outros, que se dedica a esse trabalho há anos.

Alguns resultados já podem ser observados. Na saúde suplementar, a padronização de códigos do processo de troca eletrônica de informações foi em grande parte resolvida e está incorporada ao sistema de cobrança eletrônica. E algumas operadoras já disponibilizam registros eletrônicos de utilização para usuários de alguns planos de saúde, geralmente os das melhores categorias.

Quanto à organização das informações em torno de cada cidadão, a decisão política de levá-la adiante começou a ser enfrentada com a criação do cartão único de saúde. Não é tarefa simples implantar um cartão como esse, principalmente em um país com as dimensões do nosso. Exige determinação política e obstinação na implementação. A sua adoção como identificador na saúde suplementar também requer tempo de adaptação das operadoras, que já possuem sistemas próprios para identificar seus associados.

Soma-se a tudo isso a complexidade relativa à preservação do sigilo no sistema. A propósito, hoje existem padrões de sigilo estabelecidos pelo Conselho Federal de Medicina para permitir a troca de informações sem comprometer a privacidade do paciente.

DV: O que mais falta?

MC: Falta desenvolver critérios e padrões mínimos necessários para a certificação de registros eletrônicos de saúde em prontuários individualizados. Quem fará isso? Serão as próprias operadoras? A ANS? O Ministério da Saúde? Em que condições? Como esse banco de dados será atualizado e disponibilizado aos usuários? Qual será o papel de cada agente produtivo da saúde suplementar? São algumas questões que precisam ser respondidas. É preciso caminhar.

> "As principais doenças no Brasil são as cardiovasculares, o câncer, as degenerações neurológicas, o processo de envelhecimento. Nós fomos treinados para tratar de doenças agudas e agora a população tem doenças crônicas." **DV**

O saber e a prática médica

DV: Você é bem mais jovem do que eu, mas pegou ainda aquela fase em que todos nós éramos treinados para tratar de doenças agudas. Chega alguém, foi baleado, é operado imediatamente. Vem um doente com pneumonia, você dá um antibiótico e manda para casa. Hoje o perfil dos pacientes é outro. As principais doenças no Brasil são as cardiovasculares, o câncer, as degenerações neurológicas, o processo de envelhecimento. Nós fomos treinados para tratar de doenças agudas e agora a população tem doenças crônicas. A saúde suplementar parece que ficou parada nessa fórmula antiga. Em parte por nossa culpa mesmo, porque fomos treinados para esse tipo de atendimento. Você acha que os médicos, resistentes à mudança como costumam ser, aceitariam com facilidade essa interferência da informática na relação médico-paciente?

MC: Se ela for entendida como interferência, creio que vamos ter resistência, sim. Mas se ela for entendida como suporte, como auxílio, como algo que traz mais segurança para o profissional da saúde, talvez a reação seja diferente.

Você tem razão, nós fomos treinados para a medicina heroica, aquela que intervém no momento agudo e salva vidas, mas o perfil da demanda mudou.

Não que a gente não precise ainda de médicos preparados para atuar em emergências. Essa habilidade sempre será necessária, principalmente em grandes cidades, onde temos um número alarmante de vítimas de violência, de acidentes automobilísticos — de motocicleta, então, nem se fale. Mas para a maior parte da população, o perfil epidemiológico demanda uma mudança de abordagem. Não só por parte do médico, porque essa abordagem de cuidado continuado tem melhores resultados quando é multiprofissional. Ela envolve médico, dentista, nutricionista, enfermeira, fisioterapeuta, psicólogo etc.

Somos educados para não aceitar muita interferência nas nossas condutas. Por outro lado, uma vez que essa informação estiver disponível, ficará difícil ignorar a sua utilidade.

Veja o que está acontecendo nos Estados Unidos, por exemplo. Lá também houve e ainda há resistência em relação à implantação de prontuários eletrônicos. Mas uma pesquisa publicada pelo jornal de medicina *The New England* mostrou que 90% dos médicos que passaram a utilizar o prontuário eletrônico estavam satisfeitos com essa ferramenta.

DV: Você falou dos aspectos multidisciplinares. É um assunto que sempre me preocupa muito, porque nós temos, de um lado, uma defesa corporativista do ato médico; de outro, a necessidade do concurso de outros profissionais para o atendimento. O caso da obesidade é típico. Chega um paciente obeso no meu consultório e eu não sei o que fazer com ele, eu não sei tratar a obesidade. O pouco que sei é da área médica. Eu digo a ele: "Coma com parcimônia". Parece brincadeira de criança dar um conselho desses para uma pessoa cujo problema é não conseguir comer com parcimônia. No caso da obesidade, por exemplo, deveríamos ter o apoio de enfermeiras, nutricionistas, fisioterapeutas...

MC: Psicólogos.

DV: Sim, psicólogos. Essa multidisciplinaridade não é muito usada no caso da saúde suplementar.

MC: Nem na suplementar, nem na pública. A ampliação e o aprofundamento do conhecimento médico exigiram a especialização, mas, com isso, perdemos a visão do todo.

Ao contrário do que se imagina, para a atividade médica será positivo abrir espaço à atuação de profissionais de outras especialidades na saúde. Os médicos ficarão liberados para cuidar de mais pacientes.

> "A ampliação e o aprofundamento do conhecimento médico exigiram a especialização, mas, com isso, perdemos a visão do todo." **MC**

DV: Para fazer outras coisas...

MC: E se tornarem ainda mais produtivos. Essa abertura não diminui, ao contrário, ela aumenta a capacidade de atendimento do médico.

A atuação do médico em nosso país ainda é permeada por atividades técnicas que poderiam ser exercidas por outros profissionais. Sei que esse não é um consenso entre nossos colegas, mas há exemplos de países que avançaram nessa questão e nem por isso praticam uma medicina de pior qualidade. Ao contrário, com essa prática, potencializam a abordagem multidisciplinar integrada, que pode ser feita, inclusive, de forma simultânea.

Michael Porter,[1] um dos autores que têm procurado repensar a organização da oferta de serviços médicos, defende que essa abordagem integrada envolva também recursos tecnológicos, com equipamentos e exames, acelerando o diagnóstico e tratamento do paciente.

DV: Veja a subutilização que ocorre no caso do trabalho das enfermeiras. São pessoas que fazem um curso em tempo integral de cinco anos.

MC: Em alguns países mais desenvolvidos, o papel que se atribui à enfermeira é mais abrangente. Do ponto de vista da responsabilidade, não do volume de trabalho — porque elas aqui trabalham demais.

---

[1] Michael Porter é considerado um dos maiores especialistas em gestão, competitividade e estratégias de negócios. É autor de dezoito livros, entre eles *Redefining Health Care – Creating value-based competition on results*, em coautoria com Elizabeth Olmsted Teisberg (Harvard Business School Press, 2006).

O mesmo acontece em relação ao nutricionista e a outros profissionais. O médico precisa se ater àquilo em que ele é insubstituível e delegar a outros profissionais as tarefas para as quais eles têm formação específica. Essa é outra mudança que teremos de encarar.

INTERNET E INFORMAÇÃO MÉDICA

Chá de beringela

MC: O acesso da população a informações sobre saúde, hoje em dia, se dá também pela internet. Como você vê essa realidade?

DV: Em matéria de saúde, a internet é um enorme avanço. Para os médicos, nem se fala. Você põe duas palavras num site de busca e ele te dá acesso a uma literatura que, de outra forma, não estaria ao seu alcance. Existem sites atualizados que lhe entregam o que existe de melhor naquela área. Então, o médico tem uma quantidade inacreditável de informação disponível e os pacientes também.

O problema da internet é que a informação não passa por nenhum tipo de crivo. Pode-se encontrar uma orientação, por exemplo, do melhor tratamento possível que existe para angina. O doente que tem dor no peito procura um site de cardiologia de confiança e fica sabendo quais são as características da doença, a conduta a adotar, o tipo de ajuda que deve procurar. Ao lado disso, vai ler que chá de beringela é bom para o colesterol e protege o coração — uma informação que veio ninguém sabe de onde e que corre pela internet. Essas informações aleatórias confundem as pessoas. Meus pacientes a toda hora me perguntam: "Olha, diz que tem um tratamento de câncer assim, assim na internet, isso é sério?". Gente culta, gente de bom nível, que fica perdida com tantos dados. Essa busca assim, solta, ao acaso, mais atrapalha do que ajuda.

MC: O que se pode fazer?

DV: A solução é orientar as pessoas a procurar sites que sejam confiáveis. Por exemplo, se você busca uma informação sobre coração no site do Instituto do Coração de São Paulo, a chance de ela estar correta é muito alta. Você entra no site do Hospital Sírio-Libanês e vai ler uma orientação confiável sobre diabetes. Isso explica o fato de o meu site ter quase 5 milhões de acessos mensais. As pessoas me veem na televisão, pensam: "Deve ser séria essa coisa", e entram lá para conferir. Esse tipo de orientação tem que ser dada, para alertar o sujeito sobre as armadilhas das buscas na internet. Dei uma busca com meu nome na internet outro dia — eu nunca tinha feito isso — e na primeira página, entre as coisas mais lidas, apareciam como meus dois textos que eu nunca escrevi. Dois textos de dar vergonha...

Médicos de menos

MC: Na sua visão, faltam médicos no Brasil?

DV: Faltam médicos, é evidente. Temos uma concentração absurda de profissionais nos grandes centros, o que só agrava o problema. A pergunta que devemos nos fazer sempre é: por que os médicos se concentram dessa maneira? Fiquei bobo com uma estatística segundo a qual a grande maioria dos neurocirurgiões está nos grandes centros. Você não pode sofrer um acidente longe de uma grande metrópole, não pode bater a cabeça por aí afora. Porque sua chance de não encontrar neurocirurgião vai ser enorme.

Por que eles não vão para o interior? Porque, chegando lá, que condições vão ter? Não têm ressonância magnética, não têm centro cirúrgico que dê suporte, não têm uma UTI decente. Eles vão fazer o quê? Então eles vêm para São Paulo, vêm disputar com os outros neurocirurgiões o mercado de trabalho que existe aqui.

MC: Em consequência, fica mais grave o problema da distribuição de médicos pelo país.

DV: Esse é outro ponto crucial. Não haver médicos onde deveria haver. E, se o médico brasileiro não vai, que se traga um que queira ir. Porque é melhor ter um médico do que nenhum. Um médico com boa vontade, mesmo que não seja bem preparado, vai ser melhor do que nenhum médico naquele local, ou um que não tem nenhum interesse em cuidar dos doentes.

> "Quando entrei na sala de parto, pedi o oxigênio. 'Não tem oxigênio.' [...] Eu falei: 'Não tem oxigênio no hospital?'. 'Tinha, mas esvaziou o balão e não repuseram.' Eu fiz o parto devagar, com um cuidado desgraçado, morto de medo [...]" **DV**

Você anda por esses cantos e encontra cidades que até não são tão pequenas e têm médico uma vez por semana. Ele passa lá, vê aqueles doentes e acabou. Lembro que fui uma vez a uma cidade do interior do Maranhão. Nós estávamos gravando um programa enquanto uma menina dava à luz na maternidade. Ela tinha vinte e poucos anos e cinco filhos. Uma parteira foi para lá, mas o parto se complicou, e me chamaram. Chego lá e a menina tinha uma ptose de bexiga, tinha a bexiga caída. A cabeça da criança, quando vinha, empurrava a bexiga para fora e ela não conseguia passar. A parteira ficava dando as ordens mais desencontradas, nervosa, brava. Quando entrei na sala de parto, pedi o oxigênio. "Não tem oxigênio." Não tinha oxigênio! Eu falei: "Não tem oxigênio no hospital?". "Tinha, mas esvaziou o balão e não repuseram." Eu fiz o parto devagar, com um cuidado desgraçado, morto de medo, porque... imagina se a menina morre, se a criança morre e dizem que a TV Globo estava lá! Tudo errado. Acabei fazendo o parto naquele local. Não fosse isso, a criança teria morrido, porque não ia aguentar muito tempo. Não sei o que teria acontecido com essa moça, também, com aquela cabeça que não ia passar, sem nenhum médico e sem nenhuma possibilidade de atendimento.

MC: Esse relato só reforça minha convicção de que ainda devemos discutir as questões relacionadas ao programa Mais Médicos — suas consequências, a continuidade no longo prazo, a forma de remuneração dos médicos vindos de Cuba, a necessidade de avaliação e registro dos profissionais aqui. Mas não se pode negar a necessidade da população de contar com médicos onde antes não havia.

PACTO INTERGERACIONAL E FINANCIAMENTO DA ASSISTÊNCIA

Mutualismo e reajustes de preço

DV: Muita gente fala da sustentabilidade da saúde suplementar, que as mensalidades aumentam acima dos índices de inflação, e mesmo assim os planos de saúde estão em dificuldades. Há um problema de financiamento do setor?

MC: A saúde suplementar tem grandes desafios, a começar pela questão do modelo de financiamento.

O modelo atual se baseia no conceito de mutualismo, que vem da área de seguros: um grupo de pessoas se junta, se cotiza e gera uma receita através do pagamento individual de mensalidades; o valor total arrecadado é usado para pagar as despesas decorrentes do atendimento à saúde de integrantes desse grupo. Como são várias pessoas, os custos se diluem, o preço do plano se reduz e eles podem ter acesso a serviços que teriam dificuldade de custear individualmente.

Não tenho nada contra esse princípio, que é bom, mas talvez não seja, sozinho, suficiente para financiar, de forma adequada, uma população em que o número de idosos deve quase triplicar nos próximos trinta anos.

A questão é que o custo assistencial sobe à medida que envelhecemos e passamos a utilizar mais o sistema. Consequentemente, os preços dos planos de saúde aumentam com a idade dos beneficiários, a ponto de, com muita frequência, se tornarem proibitivos para os mais idosos, em especial nos planos individuais.

> "[...] parte dos gastos com o atendimento aos mais idosos é repassada aos preços dos planos pagos pelos mais jovens. [...] Esse mecanismo de transferência é chamado de pacto intergeracional [...]" **MC**

O que pouca gente sabe é que parte dos gastos com o atendimento aos mais idosos já é repassada aos preços dos planos pagos pelos mais jovens. E esse repasse foi bastante impactado pelo fato de o Estatuto do Idoso ter estabelecido os sessenta anos como limite máximo para os reajustes de planos por faixa etária. Esse mecanismo de transferência é chamado de pacto intergeracional e consiste em fazer a população economicamente ativa financiar parcialmente a assistência dos idosos.

Conforme aumenta a população idosa, aumenta o custo da assistência prestada a ela e, por conta do pacto intergeracional, aumenta também o custo dos planos de saúde dos mais jovens e o custo médio total.

DV: As pessoas não têm ideia de como os reajustes são calculados, e eles são uma das maiores causas de tensão nas relações entre usuários e planos de saúde. Os beneficiários sabem apenas que estão pagando determinada mensalidade e, de repente, ao mudar de faixa etária, têm um aumento muito superior à inflação. Aí se cria um desentendimento que parece não ter solução. Como são feitas essas contas?

> "As pessoas não têm ideia de como os reajustes são calculados, e eles são uma das maiores causas de tensão nas relações entre usuários e planos de saúde." **DV**

MC: Os reajustes dos planos são feitos pelas operadoras com base na elevação de gastos dos planos por faixa etária. Eles são afetados por diversos fatores. Primeiro, pelo custo crescente dos produtos e serviços — e cabe lembrar que a elevação dos preços da saúde acima da inflação é um fenômeno mundial. Segundo, pela frequência com que as pessoas consomem esses produtos e serviços, e pelos reajustes de preços negociados periodicamente pelas operadoras com todos os prestadores de serviço. Além disso, sofrem os efeitos de um modelo de remuneração que incentiva o consumo e não o melhor resultado. E, por fim, pelas novas coberturas que, por determinação da ANS, são incorporadas aos planos de saúde a cada dois anos.

Mudança do perfil demográfico no Brasil
Distribuição da população por faixa etária

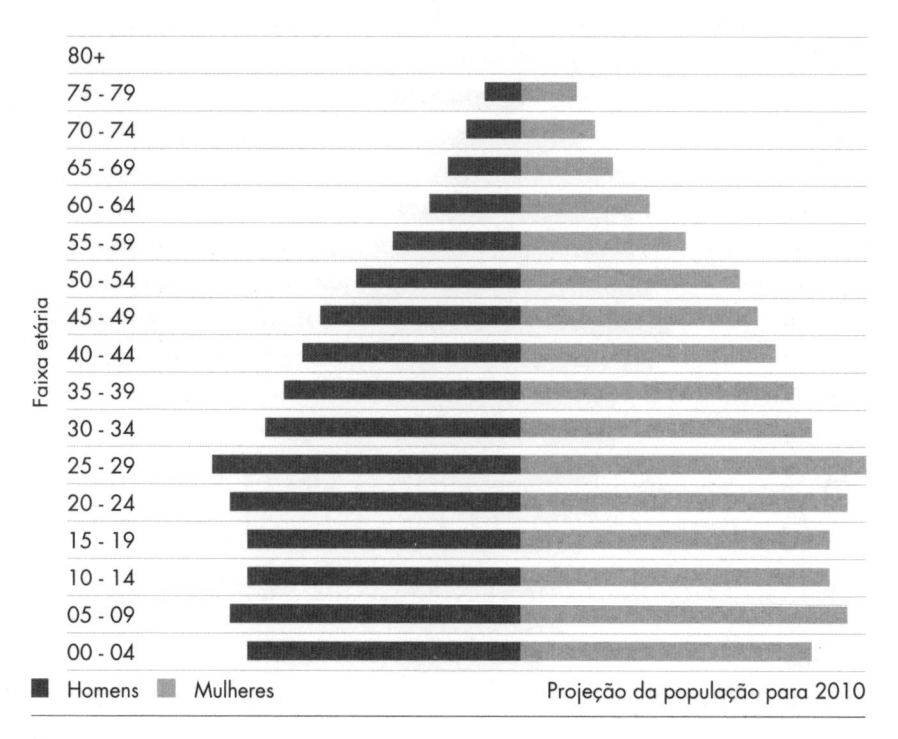

■ Homens ■ Mulheres   Projeção da população para 2010

Fonte: IBGE.

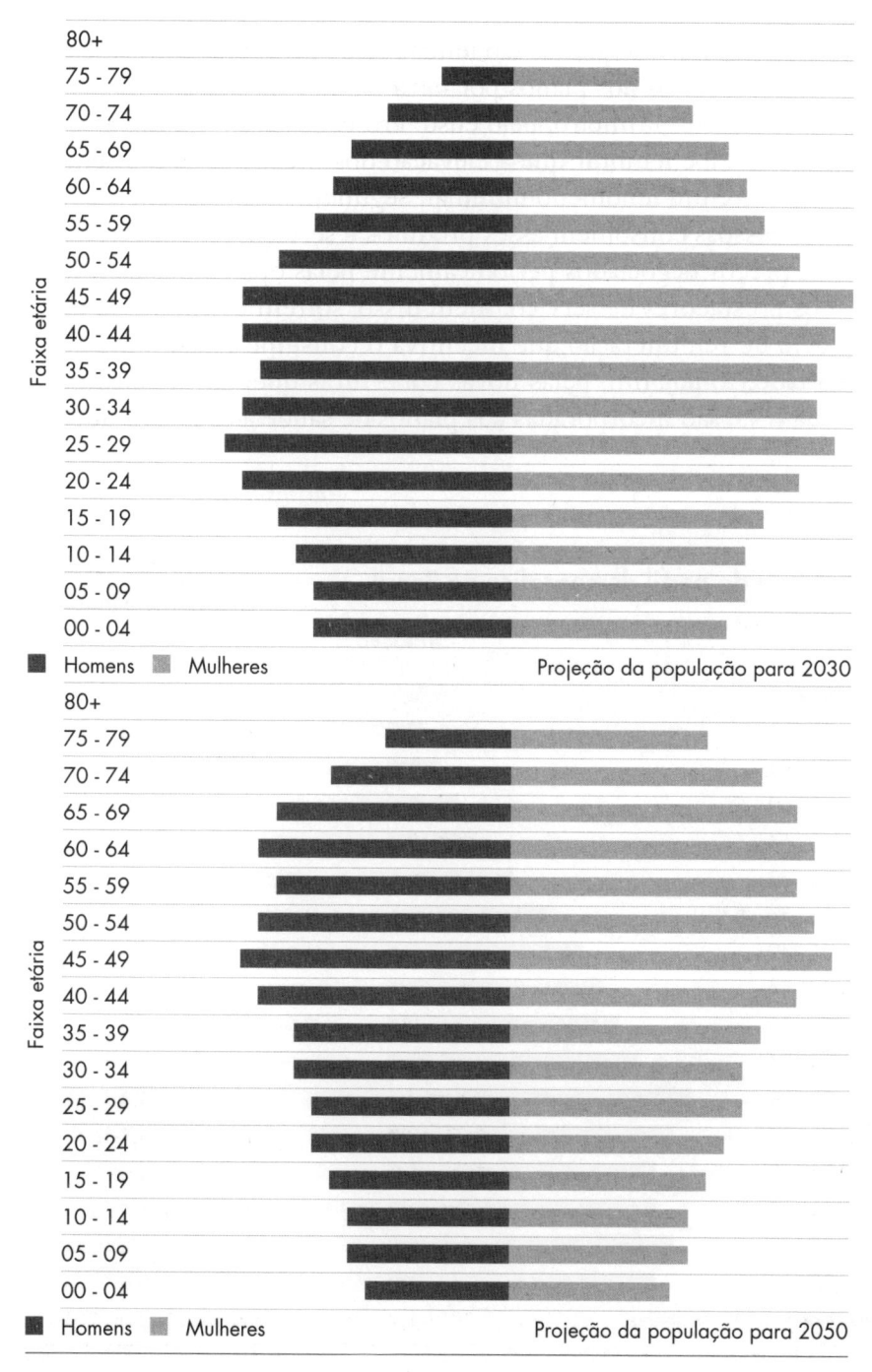

Faixa etária	
80+	
75 - 79	
70 - 74	
65 - 69	
60 - 64	
55 - 59	
50 - 54	
45 - 49	
40 - 44	
35 - 39	
30 - 34	
25 - 29	
20 - 24	
15 - 19	
10 - 14	
05 - 09	
00 - 04	

■ Homens ▨ Mulheres   Projeção da população para 2030

Faixa etária	
80+	
75 - 79	
70 - 74	
65 - 69	
60 - 64	
55 - 59	
50 - 54	
45 - 49	
40 - 44	
35 - 39	
30 - 34	
25 - 29	
20 - 24	
15 - 19	
10 - 14	
05 - 09	
00 - 04	

■ Homens ▨ Mulheres   Projeção da população para 2050

Fonte: IBGE.

Os custos assistenciais são, para efeito de precificação, calculados por intervalos de faixa etária. Elas começam no intervalo de zero a dezoito anos, e a última faixa é a dos beneficiários com sessenta anos ou mais, por conta do Estatuto do Idoso. As faixas etárias intermediárias, além de atualizar seus próprios custos, também sofrem reajustes de preço de acordo com a distribuição de custos decorrentes do pacto intergeracional.

Acima da inflação

Comparativo entre índice de inflação e variação do custo médico-hospitalar. Dados de 2012

PAÍSES	Variação (%)	
	Inflação	Variação do custo médico-hospitalar VCMH
Indonésia	4,3	14,0
Índia	10,4	13,0
Reino Unido	2,8	12,2
Estados Unidos	2,1	11,8
África do Sul	5,7	11,3
Egito	8,6	11,0
Arábia Saudita	2,9	11,0
Canadá	1,5	10,5
Grécia	1,5	9,9
China	2,7	9,3
México	4,1	8,8
Singapura	4,6	8,4
Emirados Árabes	0,7	8,3
Rússia	5,1	8,0
Filipinas	3,2	7,3
França	2,2	6,2
Chile	3,0	6,0
Irlanda	1,9	5,0

Fonte: Instituto de Estudos da Saúde Suplementar – IESS, maio 2014.

DV: O entendimento sobre essa questão é um ponto crítico do sistema.

MC: Sim. Como sabemos, os custos médicos e assistenciais crescem à medida que a pessoa envelhece. Se observarmos a curva de custo e frequência de um sistema de saúde, seja público ou privado, vamos ver que ela tem uma inflexão muito acentuada a partir da faixa dos sessenta anos de idade. Ou seja, é justamente a faixa a partir da qual não se pode mais aplicar aumentos por faixa etária.

DV: Como as operadoras se protegem dos efeitos disso do ponto de vista econômico-financeiro?

MC: Como disse, elas transferem parte desse custo para as populações mais jovens. Ao mesmo tempo, porém, tentam minimizar os reajustes nas primeiras mudanças de faixa etária, para que os preços não afugentem os jovens. Se isso acontecer, a idade média se eleva e o custo médio também.

Custo assistencial por faixa etária
Valor médio anual em reais

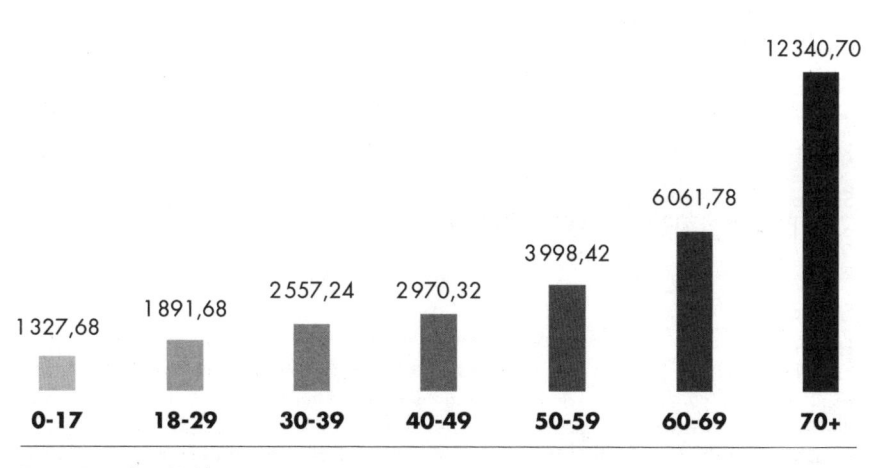

Faixa etária	Valor
0-17	1 327,68
18-29	1 891,68
30-39	2 557,24
40-49	2 970,32
50-59	3 998,42
60-69	6 061,78
70+	12 340,70

Fonte: Pesquisas Unidas, 2012.

É um equilíbrio difícil de alcançar. A lei estabelece sessenta anos de idade como limite para os reajustes de preços por faixa etária e diz também que o preço final não pode ser mais de seis vezes maior do que o preço inicial.[1]

Tem-se, então, um limite inferior, válido para a primeira faixa etária, de zero a dezoito anos, e um limite superior, que é o preço do plano aos sessenta anos, que deve ser no máximo seis vezes o preço vigente no limite inferior.

Respeitando esses limites, é preciso calcular os preços de cada faixa etária com o objetivo de cobrir os gastos correspondentes a elas, mais as despesas com os idosos de mais de sessenta anos, considerando que, no Brasil, os homens vivem em média 74 anos e as mulheres, 78, e a expectativa de vida deve aumentar nos próximos anos.

O desafio para as operadoras, portanto, é praticar preços que respeitem esses limites e que, ao mesmo tempo, viabilizem financeiramente o atendimento.

DV: Mesmo assim, quando o aumento ocorre, os consumidores levam um susto.

MC: É verdade, embora os percentuais de reajuste em cada faixa etária já estejam estabelecidos em contrato. Há um cálculo atuarial, técnico, que subsidia esse modelo. Ainda assim, quando ocorre o aumento, o consumidor estranha.

Alguém pode dizer: "Ah, então vamos estender o reajuste até as faixas etárias mais altas". Além de ilegal, é preciso lembrar que nessa fase da vida, após os sessenta anos, o rendimento de boa parte das pessoas cai, porque elas estão deixando de trabalhar ou não têm uma atividade produtiva tão intensa quanto antes. Porém, é o momento em que elas mais precisam de proteção.

---

[1] A RN nº 63 da ANS, publicada em dezembro de 2003, regulamenta os aumentos de preços dos planos de saúde por faixa etária de acordo com o Estatuto do Idoso (lei nº 10741). A normativa determina que: o valor fixado para a última faixa etária (59 anos ou mais) não pode ser superior a seis vezes o valor da primeira faixa (zero a dezoito); a variação acumulada entre a sétima e a décima faixa não pode ser superior à variação acumulada entre a primeira e a sétima faixa.

DV: Isso não fica claro para os usuários de faixas etárias mais baixas, não é?

MC: Concordo, e não vejo por que não possa ficar mais claro para todos. Essa lógica de preço por faixa etária, na saúde suplementar, sempre foi aplicada.

A combinação da limitação imposta pelo Estatuto do Idoso com a maior longevidade e envelhecimento da população é que pressiona a distribuição de custos aos mais jovens, via pacto intergeracional, e traz um novo desafio ao modelo de financiamento atual.

Só para que se possa comparar, existem países em que o custo da assistência a uma pessoa de mais de sessenta anos é oito vezes maior do que o de uma pessoa na faixa de 18 a 25 anos. No Brasil, o preço não pode ser senão seis vezes maior e isso, de alguma forma, tem que ser equacionado.

> "Diante do quadro que está se desenhando, é necessário que a sociedade [...] discuta e decida em que nível deve se estabelecer esse pacto entre as gerações." **MC**

Diante do quadro que está se desenhando, é necessário que a sociedade entenda bem essa questão, discuta e decida em que nível deve se estabelecer esse pacto entre as gerações. Por isso, advogo uma modificação no modelo de financiamento, mas sem abandonar o conceito de mutualismo.

Capitalização como alternativa

DV: Como está, parece não ser sustentável.

MC: O que põe em risco a sustentabilidade do setor é o círculo vicioso: aumento do número de idosos, aumento do custo dos planos com idosos, aumento do repasse desse custo para os mais jovens pelo pacto intergeracional, aumento dos preços para os mais jovens — o que pode diminuir o ingresso da população jovem na saúde suplementar e gerar novo aumento do custo e do preço médio.

> "O pior dos mundos é quando a saída dos mais idosos, forçados a deixar o plano de saúde por razões econômicas, passa a ser o único mecanismo de redução do custo assistencial. Essa é uma situação perversa." **MC**

O pior dos mundos é quando a saída dos mais idosos, forçados a deixar o plano de saúde por razões econômicas, passa a ser o único mecanismo de redução do custo assistencial. Essa é uma situação perversa.

Contrapondo-se a essa situação, os planos de autogestão — planos coletivos mantidos por algumas empresas exclusivamente para seus próprios empregados e dependentes — têm procurado manter em suas carteiras, como associados, os aposentados, idosos e seus dependentes. Como essas despesas são crescentes, muitas delas passam a ter dificuldades.

DV: Qual é a solução?

MC: Algumas medidas têm sido tomadas. Quando eu estava na ANS, decidimos que, para diminuir a variação dos reajustes de preço dos planos de aposentados que haviam contribuído para o pagamento de planos coletivos empresariais, eles passariam a ser calculados dentro de uma espécie de *pool*, considerando toda a carteira de aposentados da operadora de saúde. A agência tem procurado também estudar os efeitos da utilização crescente do pacto intergeracional como mecanismo compensatório — devido ao teto de sessenta anos para reajustes por idade —, considerando que a população de idosos aumenta rapidamente.

> "[...] os adultos, na sua fase produtiva, deveriam poupar recursos para custear a mensalidade do seu plano de saúde na velhice." **MC**

São medidas importantes, mas temos que avançar mais rapidamente, principalmente porque a fase do chamado bônus demográfico, em que temos uma população economicamente ativa mais numerosa do que a de jovens e idosos, irá acabar.

Na minha opinião, para que se chegue a um equilíbrio no setor, é preciso, concomitantemente com o mutualismo, haver um mecanismo de capitalização de recursos, semelhante ao da previdência privada: os adultos, na sua fase produtiva, deveriam poupar recursos para custear a mensalidade do seu plano de saúde na velhice.

A ideia é que uma parcela das mensalidades pagas ao plano de saúde seja capitalizada individualmente, como num plano de previdência privada tipo PGBL ou VGBL.[2] O valor capitalizado teria como destino o pagamento das mensalidades com o plano de saúde a partir dos sessenta anos de idade, por exemplo, ou quando o beneficiário se aposentasse.

Nos planos corporativos, que são mais de 70% dos planos existentes, os empregadores poderiam participar do pagamento desse benefício para seus funcionários.

Com um modelo assim, melhoraríamos muito a condição para a permanência dos idosos na saúde suplementar.

Quando eu estava na ANS, enviamos essa proposta para análise da Superintendência de Seguros Privados (Susep) e do Ministério da Fazenda, que são os órgãos federais envolvidos na regulação desse produto. Após um período de análise, o assunto parece agora caminhar para uma conclusão.

DV: O SUS não seria também desonerado, uma vez que os usuários mais velhos permaneceriam no plano de saúde?

MC: Ele deixaria de receber de volta esses idosos.

Sei que falar de incentivo fiscal sempre gera polêmica, mas penso que o valor capitalizado, quando utilizado para pagamento do plano, poderia ter algum tipo de incentivo que permitisse aos idosos permanecer no sistema.

DV: Mas já não tem muita gente que critica o governo ao dizer que ele subsidia os planos de saúde ao permitir a dedução de despesas na declaração do imposto de renda?

MC: Concordo em parte com os que condenam a dedução integral das despesas com plano no imposto de renda.

Eu proporia a manutenção da dedução integral das despesas com planos de saúde somente para aqueles que se preocupassem em poupar recursos para sustentar o plano de saúde na velhice. Caso contrário, um teto para a dedução dessas despesas poderia ser estabelecido.

---

[2] PGBL (Plano Gerador de Benefício Livre) e VGBL (Vida Gerador de Benefício Livre) são modalidades de planos de previdência. Eles diferem entre si pelo sistema de tributação.

Em resumo, o modelo de financiamento que imagino é um misto de mutualismo com capitalização, que incentive as pessoas a planejar o futuro e aumente sua capacidade de custear o plano de saúde na velhice.

Reajustes individuais e coletivos

DV: Por que os reajustes não são tratados de maneira igual entre os planos individuais e coletivos? Qual a diferença entre eles?

"[...] o mutualismo funciona como uma proteção para o beneficiário. Isso vale tanto para o plano coletivo empresarial, no qual é a empresa que negocia com a operadora, como para o coletivo por adesão, em que o usuário é representado por uma associação ou entidade de classe [...]" **MC**

MC: Do ponto de vista de abrangência contratual, eles são iguais. A cobertura assistencial do plano individual é a mesma do coletivo: é a cobertura mínima preconizada pela lei — não há distinção nesse aspecto. Nos dois casos, também, os reajustes de preço são anuais. Eles diferem, porém, na questão da forma de cálculo do reajuste, o que é motivo de muito questionamento. No caso dos individuais, o reajuste é determinado pela agência; no caso dos planos coletivos, pela livre negociação entre as partes.

Essa diferença de tratamento é histórica. Desde que surgiu, a agência se guia pela visão de que é preciso estabelecer um equilíbrio na relação entre consumidor e operadora.

No plano de saúde individual, temos um indivíduo que se relaciona diretamente com a operadora. Na ótica da agência, é uma relação assimétrica, e esse indivíduo precisa de maior proteção.

No caso do plano coletivo, não. Por sua própria natureza, o mutualismo funciona como uma proteção para o beneficiário. Isso vale tanto para o plano coletivo empresarial, no qual é a empresa que negocia com a operadora, como para o coletivo por adesão, em que o usuário é representado por uma associação ou entidade de classe, com o auxílio, na maioria das vezes, de uma administradora de benefícios. Essas entidades têm a responsabilidade de defender os interesses dos seus associados.

DV: Os reajustes propostos para o plano individual pela ANS subestimam a realidade? A agência tem uma atitude paternalista nessa proteção ao usuário?

MC: Eu vivi essa experiência de perto, e sei que o reajuste é calculado com critérios técnicos. A agência define o valor com base nas informações sobre frequência de utilização e variação dos custos dos serviços médico-hospitalares, fornecidas pelas próprias operadoras. Ocorre que as informações sobre a variação de custos relativa aos planos individuais têm discrepâncias muito grandes. São dados cuja base estatística é ainda pouco confiável. Para evitar distorções, a agência toma por base a variação de custos dos planos coletivos — que representam um universo muito maior — para compor o reajuste a ser aplicado nos individuais.

Essa tem sido a metodologia aplicada pela agência há mais de dez anos. As operadoras, por sua parte, questionam o critério, alegando que os índices não refletem a variação específica do plano individual. É um ponto. Essa discussão continua e várias alternativas foram estudadas, mas até o momento não foi encontrada uma solução melhor.

DV: Hoje é muito difícil conseguir fazer um plano individual, não é? A maioria das operadoras não comercializa mais esse produto.

"Hoje é muito difícil conseguir fazer um plano individual, não é? A maioria das operadoras não comercializa mais esse produto." DV

MC: A maioria das grandes operadoras deixou de comercializar os planos individuais, por preferir a liberdade de negociação. Elas entendem que a continuidade da comercialização desses planos pode criar um passivo futuro, decorrente da diferença entre o reajuste autorizado pela ANS e a variação dos seus próprios custos, o que, segundo alegam, pode comprometer a sustentabilidade da operadora.

Quase todas as seguradoras de saúde tomaram essa decisão já em 2003-2004. Algumas grandes empresas de medicina de grupo fizeram esse movimento mais recentemente. Mas a maioria das operadoras comercializa planos individuais, como cooperativas médicas ou empresas de medicina de grupo. Ao contrário do que se imagina, o número de usuários de planos individuais tem crescido, foram 10% nos últimos cinco anos. Mas cresce em ritmo menor do que os de planos coletivos, o que torna a participação dos individuais proporcionalmente menor no conjunto. Eles são responsáveis por 20% do mercado. Os 80% restantes são planos coletivos, por adesão, ou empresariais.

DV: Qual é a diferença entre um plano por adesão e um plano empresarial?

MC: Ambos são coletivos. No empresarial tradicional, uma empresa contrata o plano de saúde para dar cobertura a todos os seus funcionários — o que, em geral, abrange os dependentes. É uma pessoa jurídica contratando o benefício para o conjunto dos seus empregados. Todos são automaticamente incluídos no plano contratado.

No caso de planos coletivos por adesão, que podem ser patrocinados por empresas ou por entidades de classe, como sindicatos e associações profissionais, a adesão é voluntária. Ou seja, a empresa disponibiliza um plano de saúde para seus funcionários e adere quem quer. Quando se trata de uma entidade de classe é a mesma coisa. Se a associação de médicos, de advogados ou de engenheiros contrata um plano de saúde, nem por isso os médicos, advogados ou engenheiros são obrigados a contratar aquele plano pela associação. Mas, quando o fazem, têm os benefícios próprios de um contrato coletivo.

Nos dois casos, ao contrário do que ocorre com os planos individuais, os reajustes de preço não são determinados pela agência, e sim pela livre negociação entre a entidade de classe ou empresa e a operadora de saúde.

DV: Uma vez que a ANS não interfere nessa negociação, os planos coletivos com menos participantes não ficam também numa situação desigual, sujeitos a pressão na hora de definir os reajustes?

MC: A situação de quem tinha plano de pequenas e microempresas me chamou a atenção logo que cheguei à agência, no final de 2009.

O crescimento do mercado de planos para esses clientes foi um fenômeno que se desenvolveu naturalmente: o cidadão não tinha condição de comprar um plano individual, mas, como era dono ou fazia parte de uma pequena empresa familiar, com quatro, cinco pessoas, adquiria o plano coletivo por um preço bem mais acessível que o individual.

Só que o reajuste, em vez de ser definido pela ANS, como no plano individual, era balizado pela variação do custo assistencial, isto é, pela utilização dos serviços. Como esse custo era rateado entre poucas pessoas, se alguém recorria ao plano para algum procedimento de maior complexidade — por exemplo, uma internação em UTI —, ele estourava. Resultado: no momento do reajuste, esse aumento era repassado para aquele pequeno grupo de consumidores e o preço do plano dava um salto.

DV: A pessoa era atraída pelo preço de entrada acessível e se deparava com um reajuste elevado depois que utilizava o plano.

MC: E corria o risco de perder o plano, por não ter como arcar com o reajuste. Estudamos o assunto e a ANS publicou uma nota técnica, um estudo, sobre as variações de custos desses planos em função do número de beneficiários. O que os especialistas da agência constataram foi que a variação acentuada de custos nos planos de micro e pequenas empresas, quando analisados empresa por empresa, era semelhante à dos planos individuais. Mas, à medida que aumentava o número de beneficiários, ou seja, em grupos maiores, a variação de custos diminuía, o que confirmava o princípio de diluição de custos, característico do mutualismo.

Conclusão: para reduzir a variação de reajuste observada era necessário, para efeito de cálculo do reajuste, aumentar a base de beneficiários dos planos de micro e pequenas empresas.

Esse estudo embasou a proposta da ANS para que o reajuste de planos de empresas com até trinta beneficiários passasse a ser feito considerando toda a carteira de micro e pequenas empresas da operadora — e não isoladamente por empresa. O reajuste passou a ser calculado de uma forma única, por operadora, como se todas as micro e pequenas empresas fizessem parte de um mesmo *pool*, como se diz no jargão do mercado.

Essa proposta foi discutida em câmaras técnicas com representantes de toda a sociedade, passou por consulta pública, e a Resolução Normativa nº 309 foi publicada em outubro de 2012.

DV: O que se estabeleceu foi um reajuste médio?

MC: Exatamente, um reajuste médio para toda essa carteira. O que protege individualmente os usuários de cada pequena empresa de grandes variações de custo provocadas por procedimentos muito caros ou pela maior utilização do plano.

Custos e gestão da assistência

DV: Além do custo elevado da assistência aos idosos, a constante incorporação de tecnologia também onera muito os planos, não é?

"Parece paradoxal, mas o fato é que a incorporação de mais e mais tecnologia não tem proporcionado redução de custos. Ao contrário, ela tem adicionado custos." **MC**

MC: Sim. São os dois principais fatores do aumento de custos: a maior longevidade das pessoas e o uso crescente de tecnologia. Parece paradoxal, mas o fato é que a incorporação de mais e mais tecnologia não tem proporcionado redução de custos. Ao contrário, ela tem adicionado custos. E o avanço tecnológico foi muito grande nos últimos cinquenta anos.

DV: Nos últimos cinco anos foi enorme...

MC: Quando nós nos formamos, na década de 1970, o que havia era estetoscópio, raios X, exames de laboratório, ultrassom e olhe lá. A tomografia engatinhava no Brasil. Hoje a gama de exames subsidiários, tratamentos, medicamentos e materiais é espantosa. É outra medicina.

DV: Como isso pode ser incorporado? Não é um cálculo fácil de fazer para a saúde suplementar — escalonar esses aumentos incorporando novas tecnologias que nem sabemos quais serão.

MC: A incorporação de novos tratamentos e procedimentos promovida pela ANS ocorre a cada dois anos, quando se publica um novo rol dos procedimentos que a saúde suplementar deve cobrir.

É uma medida precedida de estudos que envolvem a comprovação de aspectos como custo-efetividade, eficácia, utilização na prática médica, segurança e oferta da nova tecnologia. Não é possível incluir no rol de coberturas, por exemplo, um exame que só existe em determinado hospital na cidade de São Paulo. O que vai para o rol tem que ter oferta e distribuição geográfica minimamente adequada.

Toda vez que há um processo de incorporação, a agência avalia também o seu impacto sobre o custo assistencial e o incorpora, se for o caso, no cálculo do reajuste dos planos de saúde.

Sem essas atualizações do rol de procedimentos cobertos, com a velocidade da evolução da medicina, os planos poderiam se tornar obsoletos em poucos anos, o que restringiria progressivamente o acesso do usuário à medicina de ponta.

DV: Para tentar compensar o aumento de custos, inclusive devido à incorporação tecnológica, um dos expedientes das empresas parece ser o de tentar adiar a realização de consultas e exames. Essa é uma prática generalizada?

MC: Não, e a resolução da ANS que estabelece prazos máximos de atendimento veio para combater o que ainda resta desse tipo de prática. O número de planos envolvidos é proporcionalmente pequeno, mas a medida é pedagógica e repercute na percepção do consumidor em relação às operadoras envolvidas.

A finalidade primordial da resolução é garantir o acesso do beneficiário aos serviços que ele contratou. Mas é importante notar também que ela induz as operadoras a recorrer a instrumentos de gestão assistencial como forma de compatibilizar custos e receitas.

DV: O que explica esse comportamento do setor em que a visão financeira se sobrepõe à preocupação com a saúde?

MC: Por um longo período, até por necessidade de sobrevivência, muitas operadoras focaram mais na questão do reajuste de preços para fazer frente aos aumentos de custos, e menos na gestão da saúde, na gestão da assistência em si, como ferramenta de contenção de custos e desperdícios.

Um dos motivos é que gestão assistencial demanda treinamento e pessoal especializado, desenvolvimento de programas e sistemas de informação para gerenciamento continuado. E pressupõe mudanças no relacionamento com prestadores de serviço, médicos e, principalmente, com os consumidores. Ou seja, requer investimento e um esforço de gestão maior.

Além disso, é preciso lembrar que, por um longo período, convivemos com uma economia de inflação elevada, durante o qual as operadoras recebiam as prestações em pré-pagamento e pagavam seus prestadores de serviços, em média, 45 dias depois.

DV: Com uma inflação de 20% a 40% ao mês, o que havia era um negócio financeiro.

MC: Como ocorria em todo o país, não só no setor de planos de saúde. O Brasil inteiro funcionava assim com a inflação: era muito mais importante o reajuste da receita do que a gestão de recursos. Até hoje, mesmo após a estabilização econômica, essa cultura, em parte, se mantém.

Lógico que há preocupação com custos. As operadoras naturalmente negociam com seus prestadores de serviços — tanto assim que há uma discussão com os médicos acerca do valor dos honorários. Mas quando falo de criar uma cultura de gestão da assistência, me refiro à análise da correta utilização dos recursos, à indicação médica apropriada, à adoção de diretrizes clínicas, à aplicação de critérios de custo-efetividade — enfim, à preocupação contínua em buscar o melhor resultado clínico, com a melhor relação custo-qualidade.

Entendo que temos ainda muito a avançar na gestão da assistência, em lugar de simplesmente repassar custos para quem paga o plano, seja o próprio usuário ou a empresa que custeia o benefício para seus empregados e dependentes.

É curioso, para não dizer trágico, notar que oferecemos, na saúde suplementar, uma medicina comparável à dos países mais desenvolvidos, mas temos uma gestão assistencial atrasada em pelo menos trinta anos. Para mudar essa realidade, todos precisam se envolver: usuários, empresas patrocinadoras, médicos, laboratórios, hospitais, e não só as operadoras de saúde e a agência reguladora.

Contas abertas e fechadas

"A medicina vive incorporando tecnologias e medicações que são caríssimas e isso provoca um aumento progressivo e constante de custos. Haveria como reduzir gastos para tornar os planos de saúde mais baratos [...]?" **DV**

DV: As operadoras de saúde, de um modo geral, também se queixam muito dos aumentos de custos nos serviços médicos. A medicina vive incorporando tecnologias e medicações que são caríssimas e isso provoca um aumento progressivo e constante de custos. Haveria como reduzir gastos para tornar os planos de saúde mais baratos, sem prejuízo da qualidade do atendimento?

MC: Há uma série de medidas que podem ser tomadas não só para baratear os planos, mas para assegurar a sustentabilidade do setor.

Uma das principais é a substituição do atual modelo de remuneração dos prestadores de serviço. Hoje o que prevalece é o sistema de contas abertas: o custo do procedimento é definido caso a caso e se contabiliza cada insumo utilizado.

Esse modelo podia fazer sentido há cinquenta ou sessenta anos, quando a internação hospitalar envolvia gastos com diárias e taxas de utilização de centro cirúrgico. Havia muito pouco uso de tecnologia e as quantidades e alternativas de materiais médicos e medicamentos eram incomparavelmente menores. Hoje esse modelo provoca distorções, pois os hospitais, para aumentar suas receitas — o que, na maioria das vezes, é uma questão de sobrevivência —, não têm outra alternativa senão concentrar suas margens nos materiais e medicamentos, e também nos exames. Do ponto de vista econômico, é no consumo do almoxarifado que se obtém o melhor resultado para o hospital e não no tratamento do paciente com a melhor relação custo-qualidade-efetividade. O que é um contrassenso.

O melhor seria substituir esse modelo, sempre que possível, por um sistema de contas fechadas, no qual a remuneração é feita por pacotes ou valores fixos, em que os custos são conhecidos de antemão e estão atrelados a perfis de gravidade, risco e faixa etária do paciente e a práticas ou diretrizes acordadas com os médicos. As chamadas diárias globais são um exemplo. O sistema se aplica também a procedimentos que são padronizados e cujos custos são previsíveis: partos e cirurgias eletivas como retirada da vesícula biliar, extração de amígdalas e mesmo algumas cirurgias cardíacas. Esse sistema já é praticado em muitos países. Outra coisa que se discute hoje nos países com gestão assistencial mais desenvolvida e já começa a ser implantado, pelo menos em parte, é o pagamento por valor, ou seja, uma forma de aferir e remunerar o valor que foi agregado à saúde do paciente.

DV: Que outras medidas poderiam ser tomadas?

MC: Medidas no campo da gestão da assistência e outras que já mencionei. O barateamento dos planos viria pela eliminação de desperdícios, racionalização dos custos e por uma progressiva alteração no perfil de utilização, graças a ações que incentivem o cuidado com a saúde e disseminem e recompensem as boas práticas.

Várias medidas podem ser tomadas no intuito de alcançar a sustentabilidade do setor.

Investir na interação continuada com o usuário é uma delas. Orientá-lo a respeito de hábitos, prevenção de doenças, promoção da saúde e qualidade de vida, acompanhamento de riscos ou doenças. Estabelecer assim uma linha de cuidado, visando as diferentes fases da vida da pessoa.

Disseminar a utilização de diretrizes clínicas acordadas entre médicos, hospitais e operadoras é outra medida. Lembrando sempre que há exceções e particularidades que devem ser consideradas.

É importante que se incentivem e remunerem as melhores práticas dos prestadores de serviço e dos profissionais, com base em critérios associados ao desfecho clínico e não só ao custo.

E também que se procure sempre alinhar incentivos econômicos com o objetivo de melhorar a qualidade em toda a saúde suplementar, envolvendo desde vendedores de planos ou corretores (que recebem participação na venda, independentemente da qualidade dessa venda e dos esclarecimentos e suporte prestado a quem adquire um plano), até operadoras (que ainda atuam como pagadoras de conta e não como gestoras de saúde), passando pelos prestadores (que são remunerados com base no consumo de materiais e medicamentos e não pela qualidade de seus resultados).

É preciso divulgar indicadores que permitam avaliações comparativas de prestadores de serviço e facilitem as escolhas dos consumidores.

E é essencial a adoção de medidas que contribuam para reduzir os custos atuais de órteses, próteses e materiais especiais, e que coíbam a prática de alguns médicos de aceitar vantagens ou remuneração em função da indicação desses insumos.

Além disso, há que se organizar as informações de saúde, de preferência em prontuários eletrônicos, para evitar repetições e desperdícios, racionalizar recursos e melhorar a segurança.

É importante, também, incentivar a comercialização de contratos que envolvam o consumidor com o custo de utilização de serviços médicos, via coparticipação e franquias, até mesmo com a obrigatoriedade de oferta dessa opção por parte das operadoras. O mesmo em relação à oferta de benefício farmácia.

Por fim, investir permanentemente em educação e numa mudança de comportamento não só dos usuários, mas de todos os participantes da saúde suplementar, para que se crie a cultura do cuidado preventivo e continuado da saúde.

Em resumo, como essas, há várias medidas que podem ser tomadas para conter custos desnecessários, reduzir o desperdício, envolver o beneficiário no cuidado com sua saúde, reposicionar e alinhar incentivos e disseminar e premiar as boas práticas.

Se criarmos a cultura de busca da melhor equação custo-qualidade-efetividade, com foco no usuário, teremos uma assistência mais barata e melhor.

É absolutamente fundamental que todo o sistema esteja centrado no usuário-paciente e não somente no tratamento da doença. A palavra-chave do desafio que temos pela frente é "eficiência".

DV: Mas, nesse ponto, os médicos devem ser um complicador. Porque, primeiro, nós não gostamos que nos digam como tratar os doentes; segundo, porque os médicos não têm muita noção do custo dos exames, do material usado, das medicações, não é? Digo isso porque, às vezes, também peço exames que não sei se são essenciais para aquele caso. Se o doente vai pagar algo mais pelo exame, fico mais atento a esse aspecto.

MC: Realmente, mas também não acho adequado, nem eficaz, intervir na conduta médica com o único objetivo de controlar custos.

A abordagem poderia ser feita com base no conceito de efetividade, incluindo a utilização de diretrizes, um trabalho de conscientização em relação aos gastos com tratamentos e a coparticipação do beneficiário na utilização do plano.

O fato é que o médico, sabendo que o seu pedido terá implicações financeiras para o paciente, certamente será mais cuidadoso na hora de solicitar exames.

"Gosto do princípio de dar responsabilidade ao usuário e, ao mesmo tempo, orientar e até incentivar a correta utilização dos recursos médicos disponíveis." **MC**

DV: Por menor que seja o impacto, não é?

MC: Por menor que seja o impacto. O que se quer é moderar, e não impedir que se faça uso de exames.

DV: Você não acha que a coparticipação deveria ser obrigatória?

MC: Gosto do princípio de dar responsabilidade ao usuário e, ao mesmo tempo, orientar e até incentivar a correta utilização dos recursos médicos disponíveis. Acho que se poderia tornar obrigatória a oferta dessa opção, cabendo ao consumidor ou patrocinador decidir.

O que se vê, porém, é que os planos com coparticipação talvez não tenham ainda preços tão atrativos quando comparados com os planos sem esse fator moderador. Esses planos poderiam ser ainda mais atraentes e baratos. Se o indivíduo usa o serviço com parcimônia, tem que ser beneficiado com mensalidades menores.

DV: Numa tentativa, talvez, de ter um controle maior dos custos, temos visto nos últimos anos empresas que compraram hospitais. Essa questão tem dois lados: se você é dono do hospital, tem a possibilidade de ver melhor para onde está indo o dinheiro; mas, do outro lado, os médicos se queixam de que, nesses locais, há uma pressão direta do prestador de serviços para que se gaste o mínimo. É possível chegar a um ponto de equilíbrio?

MC: Acredito que sim. O investimento num hospital não é pequeno, e quem investe não vê só a questão do custo — investe em qualidade também. Se ficar só no controle de custo, a operadora corre o risco de perder o cliente para outra que cuida mais da qualidade do atendimento.

A propósito, a ANS instituiu em 2011 o Programa de Qualificação de Prestadores de Serviços na Saúde Suplementar, o Qualiss,[3] que monitora e deve divulgar indicadores de qualidade dos hospitais.[4] A participação nesse programa é obrigatória para operadoras verticalizadas que possuem hospitais próprios.

---

[3] RN nº 267, de 2011, da ANS.
[4] Idem.

Hospitais e capital estrangeiro

DV: Há um artigo da Constituição que proíbe investimento externo em hospitais. Isso significa que, por exemplo, serviços médicos de excelência americanos como a Cleveland Clinic ou a Mayo Clinic, se quiserem, não podem montar um hospital no Brasil?

MC: Isso mesmo.[5] O parágrafo 3º do artigo 199 diz que "é vedada a participação direta ou indireta de empresas ou capitais estrangeiros na assistência à saúde no País". Mas faz uma ressalva em seguida: "Salvo nos casos previstos em lei".

Há uma discussão jurídica em torno disso. Os que são contra a participação estrangeira entendem que a Constituição proíbe; os que são a favor dizem que a lei precisa de uma regulamentação para se estabelecerem as condições em que o investimento estrangeiro pode acontecer.

O fato é que essa questão precisa de uma regra clara. É uma decisão política que precisa ser enfrentada. Não vejo por que abrir mão do capital estrangeiro.

DV: Qual a finalidade dessa proibição e o que ela pretende proteger?

---

[5] Parágrafo 3º do artigo 199 da Constituição Federal: "É vedada a participação direta ou indireta de empresas ou capitais estrangeiros na assistência à saúde no País, salvo nos casos previstos em lei".

"Qual a finalidade dessa proibição e o que ela pretende proteger?" DV

MC: O que há é uma questão político-ideológica. O país mudou bastante desde que a Constituição foi promulgada e já é hora de rediscutir essas questões.

O que é inadmissível é a desigualdade que se criou no mercado em relação ao investimento estrangeiro. Hoje há uma discrepância flagrante, porque você pode ter o capital estrangeiro investido em operadoras de planos de saúde e, se essas operadoras tiverem hospitais, estes também serão beneficiados.

Essa possibilidade não existe, no entanto, para hospitais que não sejam ligados a uma operadora, porque, até o momento, não há amparo legal para o investimento do capital estrangeiro de forma majoritária em hospitais.

"Com os desafios que temos na área de saúde, acho que todo recurso deve ser bem-vindo. Precisamos de mais hospitais, mais clínicas, mais laboratórios." MC

Com os desafios que temos na área de saúde, acho que todo recurso deve ser bem-vindo. Precisamos de mais hospitais, mais clínicas, mais laboratórios. Temos que melhorar a distribuição da rede pelo país todo e modernizar o que existe. Precisamos expandir o setor fisicamente para poder dar conta da demanda, que continuará crescendo. É fundamental, portanto, que tenhamos regras consolidadas a respeito do que se pode ou não fazer, se quisermos atrair esses recursos externos para ajudar a financiar o desenvolvimento da saúde suplementar.

Essa é uma questão que deveria ser revista, sem esquecer que não estamos falando de capital externo no Sistema Único de Saúde, mas em empresas da iniciativa privada, como ocorre em tantos outros setores estratégicos da economia.

Crise do modelo e pacto

DV: Para quem olha a história da saúde suplementar, fica a impressão de que nós tivemos duas fases absolutamente distintas. Na primeira, em que o país vivia uma inflação absurda, os usuários pagavam as mensalidades com regularidade, para não perder o direito à assistência, e os planos pagavam os serviços dois, três meses depois de realizados. Numa época em que tínhamos 20%, 40% e até 80% de inflação mensal, o ganho proporcionado por esse sistema representava uma fábula — quer dizer, não havia nem necessidade de controlar os gastos, porque a empresa ganhava dinheiro em cima do mercado financeiro. Agora vivemos outra fase, que é a do Brasil com inflação baixa, com custos crescentes no sistema, novas tecnologias e envelhecimento da população. Nessa fase, as coisas vão ficando cada vez mais difíceis, não é? Você acha que estamos nos aproximando de uma situação em que esse modelo começa a correr perigo?

MC: Creio que chegamos numa situação de esgotamento desse modelo, em que a preocupação básica é tentar controlar custos, sem envolvimento com a gestão da assistência ou simplesmente repassando os aumentos ao consumidor. Esse modelo, para mim, não é sustentável, nem no longo nem no médio prazo.

Ou seja, precisamos mudar. Os custos assistenciais crescem bem acima da inflação geral e os reajustes estão cada vez mais elevados. Por outro lado, há uma relação já bem estabelecida entre o crescimento do setor e o do emprego formal e do Produto Interno Bruto. Isso significa que, com uma redução do ritmo de crescimento da economia, por qualquer motivo, a capacidade de pagamento do consumidor corre o risco de ficar ainda mais pressionada. Além disso, o famoso bônus demográfico que favoreceu o país durante tanto tempo vai logo acabar.

Se nós não tomarmos providências hoje, vamos ter dificuldades depois.

"Na época da inflação, as operadoras de saúde ganharam muito dinheiro e essa imagem permanece para o usuário mais ou menos da mesma forma." DV

DV: Na época da inflação, as operadoras de saúde ganharam muito dinheiro e essa imagem permanece para o usuário mais ou menos da mesma forma. Esse é um grande negócio ainda hoje, do jeito que as coisas estão?

MC: A margem das operadoras tem diminuído e gira atualmente em torno de 2% a 3%. Há operadoras com margem operacional negativa. Essa realidade não permite reinvestimentos e traz dificuldades para o setor.

Quando proponho uma mudança de modelo, não olho a questão apenas do ponto de vista do consumidor. É uma mudança necessária também para oxigenar essas operadoras. Porque as margens do setor estão muito reduzidas. Essa é uma constatação fácil de fazer pelos dados do acompanhamento trimestral da ANS. Esse levantamento é público, divulgado em boletins econômico-financeiros. Não se trata de palpite, é um fato.

Assim como é fato que não há nenhum incentivo para o setor quando se fala de carga tributária, ao contrário do que ocorre em outras atividades consideradas estratégicas.

O setor está diante de uma situação em que há recursos finitos, demanda e custos crescentes e margens se estreitando. Se você comparar as margens do setor de saúde com as do setor financeiro, de telecomunicações ou com outro, verá que são muito menores.

Para piorar, existe uma falsa impressão de que há recursos em abundância. Não há! Essa época passou.

DV: Existe algum risco para a sustentabilidade do setor?

MC: Caminharemos para um quadro de grandes dificuldades ou para a inviabilidade, se não mudarmos. E as mudanças têm de envolver, como mencionamos, diversos aspectos do setor: o modelo de financiamento; a gestão da assistência; a comunicação com o usuário (inclusive para educá-lo sobre sua responsabilidade na correta utilização de recursos); a cultura de tratamento para prevenção; a organização de informações; o modelo de remuneração de prestadores, médicos e demais profissionais da saúde; o alinhamento de incentivos econômicos; a avaliação e premiação da qualidade; a educação voltada para a saúde; o foco na eficiência — para só citar algumas questões. O que se deve fazer — essa é minha proposta — é quase uma revolução na forma de prestar assistência.

Sabemos que aqueles com maior poder aquisitivo têm maior capacidade de absorver os impactos dos reajustes de preço. Preços altos, porém, levam à diminuição do número de pessoas em condição de arcar com as mensalidades de um plano. E, pior, justamente num momento em que o anseio por acesso é crescente — as pesquisas demonstram que um dos principais desejos da população é ter plano de saúde.

Por outro lado, na medida em que a possibilidade de acesso se reduz, teremos uma sobrecarga no sistema público de saúde, o que vai demandar mais recursos, mais investimentos, novas abordagens e um atendimento mais eficiente. Tem gente que acha que isso é bom, porque supõe que o SUS vai ser valorizado.

O que importa é a população ter acesso à saúde de qualidade. Tanto o setor público de saúde como o privado são imprescindíveis. Dá para imaginar contarmos apenas com o SUS, sem saúde suplementar? É muito difícil.

DV: Muito difícil mesmo.

> "Tanto o setor público de saúde como o privado são imprescindíveis. Dá para imaginar contarmos apenas com o SUS, sem saúde suplementar? É muito difícil." **MC**

MC: Óbvio que nem dá para cogitar o inverso. O que nós precisamos é criar condições para que ambos se desenvolvam e que viabilizem o acesso da população à assistência médica de qualidade.

DV: Você, que conhece esse setor por dentro, acha que a saúde suplementar está preparada para uma mudança tão radical?

MC: Existe a percepção do problema, uma ansiedade em relação ao futuro, e surgem tentativas de promover mudanças, mas não é fácil. É preciso que se construa um pacto em torno dessa questão. Todos querem preservar a saúde do setor. Entretanto, na hora de conversar, cada um se aferra a seus interesses particulares: os médicos, os hospitais, as operadoras, as entidades de defesa do consumidor, todos. Quando se fala em construir um novo equilíbrio, todo mundo tem medo de perder alguma coisa, o que dificulta o entendimento.

Durante três anos na agência eu estive com hospitais, operadoras e médicos discutindo possíveis mudanças. Algumas coisas avançaram, mas pouco, comparado à velocidade das mudanças de cenário. É preciso acelerar. Todo mundo sabe, em geral, o que é preciso fazer. Mas tem medo de dar o primeiro passo, tem medo de perder o que foi conquistado.

O problema é que enquanto não fizermos as mudanças estruturais necessárias, continuaremos a conviver com reajustes anuais de mensalidades elevados e crescentes, o que, ao contrário do que muitos pensam, é ruim não apenas para o consumidor, mas para todos os participantes do setor, operadoras inclusive. A ameaça de uma crise talvez crie a oportunidade para sairmos desse impasse e chegarmos a um consenso.

DV: Você acha que essa deve ser uma iniciativa do governo ou das operadoras? Porque alguém tem de começar essa discussão, não é? Quem?

MC: Eu pensava que o setor poderia fazer as mudanças necessárias por sua própria iniciativa. Mas confesso que mudei de opinião. Diante das resistências encontradas, acredito que o governo poderia participar mais ativamente, criando instrumentos indutores para que o setor o faça.

Por exemplo, uma vez que a ANS só regula planos de saúde, ela não tem como atuar em hospitais e em clínicas, mas o governo tem, por meio do Ministério da Saúde, da Anvisa e de outros órgãos. Com uma atuação conjunta de governo e setor privado, estabelecendo metas e prazos para as mudanças, talvez se possa chegar a um melhor termo, em tempo mais curto.

> "O que o setor precisa não é de subsídio, mas de um novo modelo produtivo mais eficiente, crescimento econômico e social e previsibilidade e transparência nas regras para poder crescer com qualidade e segurança." **MC**

DV: Existe no governo esse tipo de abertura? Porque muitas vezes o que se vê é a saúde suplementar sendo colocada no papel de inimiga do SUS.

MC: Em geral, vejo que isso mudou, principalmente porque não há como ignorar um setor que atende mais de 51 milhões de beneficiários em planos médico-hospitalares e 21 milhões nos planos odontológicos. O que o setor precisa não é de subsídio, mas de um novo modelo produtivo mais eficiente, crescimento econômico e social e previsibilidade e transparência nas regras para poder crescer com qualidade e segurança.

Não podemos postergar as mudanças que comentamos e outras

que, porventura, não tenhamos focado. O que não se deve fazer é ficar parado. Todos os que participam do setor estão conscientes de que as mudanças são prementes e necessárias. Os gestores e autoridades na área da saúde, em especial, têm a responsabilidade histórica de conduzi-las. Precisamos tomar decisões estruturantes em lugar de ficar em medidas paliativas conjunturais.

Nossa geração tem a responsabilidade de deixar um setor de saúde suplementar melhor para as gerações futuras. Não há dúvida de que temos um grande e longo desafio pela frente.

TIPOGRAFIA Adriane por Marconi Lima

DIAGRAMAÇÃO Rodrigo Maroja

PAPEL Pólen Bold

IMPRESSÃO Geográfica, janeiro de 2015

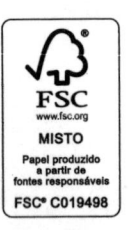

A marca FSC® é a garantia de que a madeira utilizada na fabricação do papel deste livro provém de florestas que foram gerenciadas de maneira ambientalmente correta, socialmente justa e economicamente viável, além de outras fontes de origem controlada.